Jochem Kalmbacher

HUNA Celtic Healing
„nichts ist falsch, alles ist richtig“

Jochem Kalmbacher

HUNA Celtic Healing

„nichts ist falsch, alles ist richtig“

Rediroma-Verlag

Bibliografische Information der Deutschen Nationalbibliothek:
Die Deutsche Nationalbibliothek verzeichnet diese Publikation in der Deutschen Nationalbibliografie; detaillierte bibliografische Daten sind im Internet über http://portal.dnb.de abrufbar.

ISBN 978-3-96103-849-7

www.rediroma-verlag.de
12,95 Euro (D)

Inhaltsverzeichnis

1. HUNA-Schamanismus über die Quanten

In meinem täglichen Leben heiße ich Jochem Kalmbacher, bin von Beruf Krankenpfleger und ausgebildeter Reiki-Meister und Reiki-Lehrer sowie ausgebildeter HUNA-Schamane.
Darüber hinaus habe ich diverse Weiterbildungen in der Quanten-Matrix nach R. Bartlett besucht.
Im HUNA-Schamanismus bezeichnen mich meine Kollegen mit dem Namen *Lancelot*, den ich von meiner HUNA-Schamanin Claudia Schaubruch bekommen habe.
In Ausübung meiner Tätigkeit als HUNA-Schamane habe ich mich für die Wege des Keltentums sowie der Quantenheilung entschieden, die ich mit meinem eigenen Ritual unterrichte.
Der HUNA-Schamanismus kommt in seiner Grundform aus dem Hawaiianischen und wird dort auch heute noch praktiziert. Der HUNA-Schamanismus überlässt seinen Schamanen die freie Wahl, sich an allen Religionen, Heilungskünsten und so weiter zu bedienen. In meinem Fall benutze ich hauptsächlich das Brauchtum der Kelten (Baummagie), der weißen Magie in der alten Form sowie der Quanten-Matrix-Lehre.
Mit meinem inneren Kind bin ich sehr stark verwurzelt, die Zusammenarbeit ist in allen Lebenslagen vorhanden.
Der Glaube an Gott (Licht) ist in meinem Leben ein wichtiger Standpunkt. Um den Kontakt zu halten, nehme ich den spirituellen Weg des Gebetes, das einmal täglich immer vollzogen wird.
Wichtig ist, meinen Schülern in den Ausbildungen zu vermitteln, dass die göttliche Kraft in jedem Einzelnen von uns liegt und wir nicht nur göttlich sind, sondern auch die göttliche Verantwortung übernehmen müssen.
Die Ausbildung, die Du mit mir zusammen machst, soll

nicht dazu dienen, andere Menschen zu manipulieren oder eine *Gurumanie* zu entwickeln, sondern dass Du die Kraft bekommst, anderen Menschen zu helfen, sie zu heilen und zur Unterstützung entsprechend zur Seite zu stehen.
Ich will nochmals klarstellen, dass auch andere Formen der Heilung oder der spirituellen Arbeit ihre Berechtigung haben und der Grundbegriff *Wer heilt, hat recht* bei mir an erster Stelle steht.

2. Einleitung / Vorwort

HUNA Celtic Healing ist ein Zusammenschluss von mehreren Energieformen zu einer neuen Form des Schamanismus. Nach der Ausbildung zum HUNA-Schamanen wurde mir klar, dass ich nach den sehr strengen HUNA-Regeln nicht arbeiten wollte. Es fehlte mir immer etwas, was mich interessierte und weiterbrachte, HUNA alleine war mir zu wenig. Meine Lehrerin Claudia (HUNA-Schamanin) sagte immer: *Lebe Deinen Traum* und *nichts ist falsch, alles ist richtig!* Also ging ich auf die Suche: Was ist wichtig für mich und was brauche ich, um als Schamane meinen Weg zu finden.
Mein Weg führte mich in die Welt des Keltentums. In HUNA und dem Keltentum finde ich viele Gemeinsamkeiten. Durch Mediationen entwickelte ich über das innere Kind *HUNA Celtic Healing*.
Ich verband Selbstheilung über die Quanten mit Magie und der Lebenseinstellung über HUNA mit dem Keltentum. Der Weg ging über Jahre, bis ich meinen Weg und auch meine Informationen und Gedanken zu *HUNA Celtic Healing* zusammen hatte (fast 7 Jahre). Alles, was sich in meinem inneren Kind speicherte, musste auch bearbeitet werden und in meiner Arbeit einen Platz finden.
HUNA Celtic Healing ist eine Lebenseinstellung mit Meditationen, Selbstheilung, Magie und die Möglichkeit, sein Leben so zu gestalten, dass man die *Nummer eins*
ist und in der Mitte steht. Wer mit seinem Leben in Einklang lebt, kann auch anderen eine Stütze sein.

Viel Spaß in der Welt von *HUNA Celtic Healing* und nicht vergessen: Lebe Deinen Traum!

Praxis Jochem Kalmbacher
Gerhard-Becker-Str. 21–23
63075 Offenbach

Mobil: 0151.29118822
E-Mail: kakalmbacher@web.de

www.praxis-kalmbacher.de

3. Die vier Energien

3.1 Goldene Energie

Die goldene Energie zieht ihre Kraft aus Mutter Erde und wird dem Klienten über die Berührung an der Stirn (drittes Auge) zugeführt. Zum Zeitpunkt der Verbindung wird das innere Kind von Mutter Erde aufgenommen. Es erfolgt eine körperliche und geistige Verschmelzung mit dem hier existierenden Kraftfeld. Sinn der Verbindung ist die Reinigung und die Aufnahme der Kraft von Mutter Erde. Zum Zeitpunkt des Empfangens der Energie wird eine Verbindung zu allen Lebensformen der Erde erzielt und fließt über Mutter Erde ab.

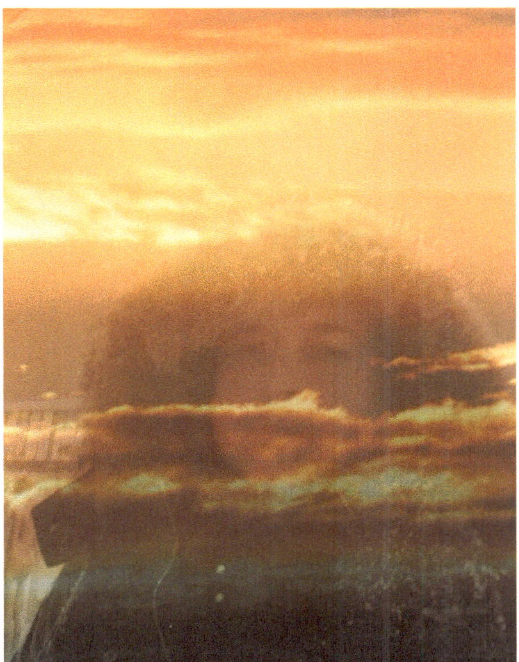

3.2 Violette Energie

Die violette Energie ist die reine Energie aus unserem Universum, indem beim Empfangen der Energie die Verbundenheit mit ihm besiegelt wird. Die Abgabe der Energie erfolgt auch über das dritte Auge (Stirn). Die Energien fließen in die kleinsten Haarspitzen bis zur kleinen Fußzehe und fließt über die Stirn zurück ins Universum.
Die violette Energie hat die Aufgabe – im Zusammenhang mit der goldenen Energie – des Schutzes des Empfangenden und soll Geborgenheit erzielen. Die violette Energie ist in ihrer Grundform die stärkste Kraftquelle aus dem Universum. Du arbeitest mit den vier Elementen Feuer, Wasser, Erde und Wind und gehst mit den Elementen eine Verbindung ein.

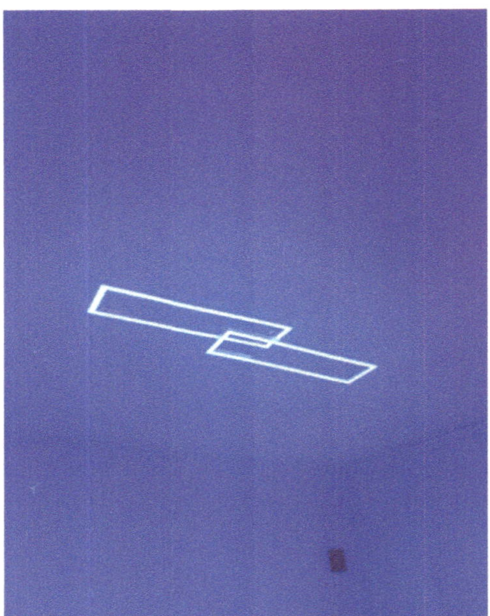

3.3 Die Energie des Urvolkes

Mit der Verabreichung der Energie des Urvolkes werden alte und mächtige Quellen angezapft (beispielsweise Jesus, Merlin, Mohammed, Morgana le Fay und so weiter) und zu einem großen energetischen Kraftfeld zusammengezogen und an den Empfangenden abgegeben. In der Kraft des Urvolkes ist Deine Wahl der Quelle (zum Beispiel Merlin) frei überlassen. Die Energie des Urvolkes wird immer am Schluss einer energetischen Behandlung erteilt. Der Zusammenschluss dieser Kräfte erfordert beim Schamanen eine gezielte Zusammenstellung der Kraftquellen, um eine Überflutung der Energiekräfte zu vermeiden.

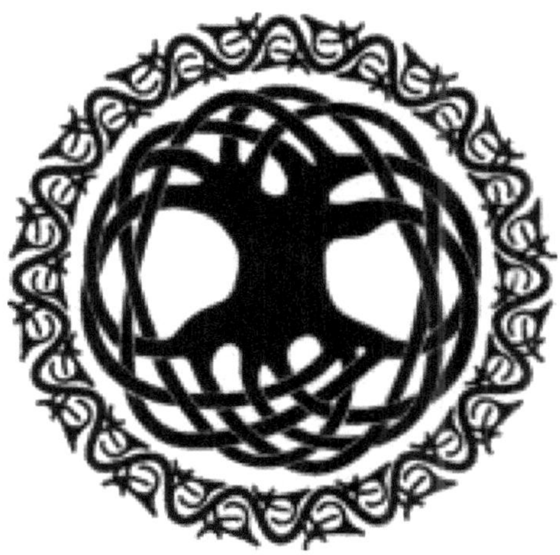

4. Die vier Elemente

Feuer, Wasser, Erde und Wind sind die vier Grundelemente unserer Erde. Jedes einzelne Element besitzt gezielte Kräfte und Wirkungen, die je nach dem gewünschten Ziel einzeln oder gemischt eingesetzt werden können. Zu beachten ist der Wirkungskreis der einzelnen Elemente.

4.1 Feuer hat den Wirkungskreis

- Schutz
- Reinigung
- Abwehr

Achte bei der Behandlung mit dem Element Feuer darauf, dass Deine Klienten unter ständiger Aufsicht bleiben, da nach meiner eigenen Erfahrung viele Klienten über starke Hitzegefühle klagen. Sollte dies der Fall sein, arbeite bitte mit den Gegenelementen Wasser und Wind.

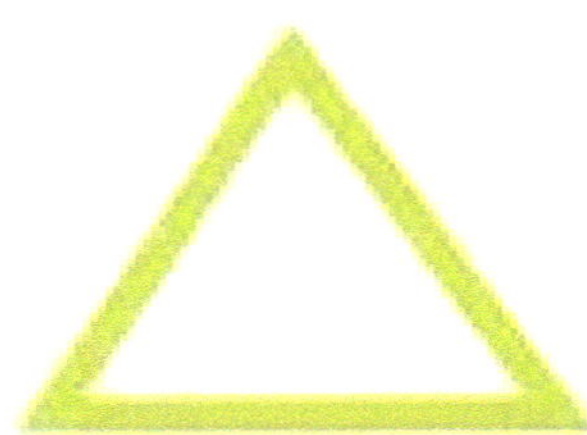

4.2 Wasser hat den Wirkungskreis

- Besänftigung
- Ruhe
- Neues Leben
- Reinigung
- Weisheit
- Aufrichtigkeit
- Ehrlichkeit

Du solltest bei der Arbeit mit dem Element Wasser darauf achten, dass das Element Wasser nicht gleichzeitig mit Feuer in einem Wirkungskreis angewendet wird.

4.3 Wind hat den Wirkungskreis

- Energetisches Reisen
- Sicherheit
- Direkte Verbindung zum Universum (einziges Element mit direkter Verbindung)
- Gefühle
- Harmonie
- Aufgabe des Transfers

Achte bei allen energetischen Behandlungen, dass das Element Wind durch seine Beschaffenheit hinsichtlich seiner Stärke und auf seiner Kraftquellen nicht außer Kontrolle gerät.

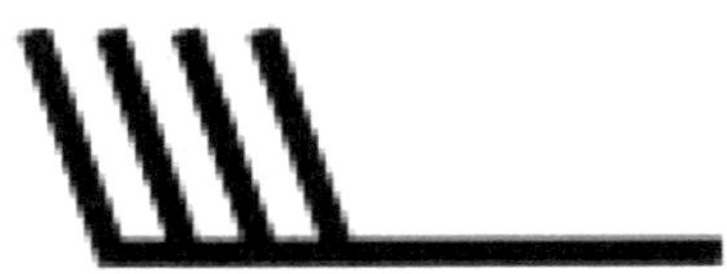

4.4. Erde hat den Wirkungskreis

- Leben
- Liebe
- Geborgenheit
- Einheit
- Gemeinschaftlichkeit
- Tod
- Nahrung
- Kraft
- Natur

Das Element Erde ist für das Leben auf diesem Planeten das wichtigste und umfassendste Element.

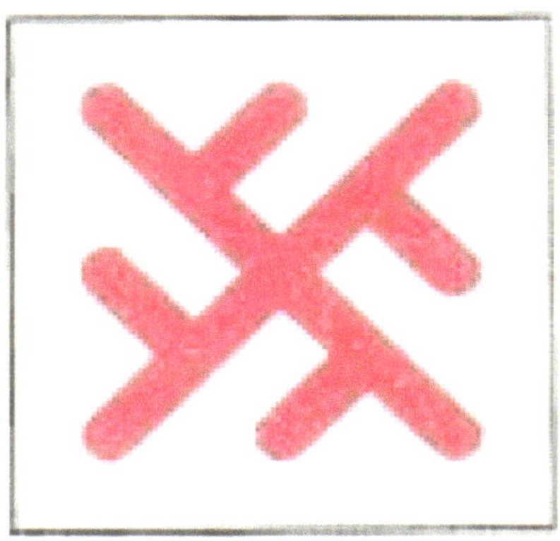

5. Salzkreis, Matrix und Quanten

5.1 Bedeutung und Nutzung des Salzkreises

Die Bedeutung des Salzkreises liegt in seiner Geschichte. Salz wurde schon immer in vielen Kulturen als Schutz gegen das Böse verwendet. Im HUNA-Schamanismus ist Salz aus der weißen Magie eingeflossen und wird sinnbildlich bei jeder Behandlung als Kreis um den Empfangenden gestreut. Es ist unbedingt notwendig, dass keine Behandlung ohne den Salzkreis durchgeführt wird, da sonst im Zeitablauf Deiner energetischen Behandlung kein Schutz bei Deinen Empfängern besteht.

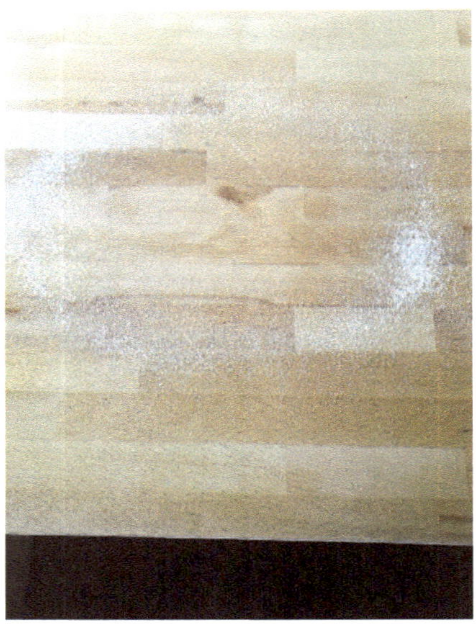

5.2 Die Quanten

In den Quanten befinden sich mehrere Paralleluniversen, in denen Du auf Energiebilder Zugriff hast. Die Energiebilder sind nur für den Empfänger zuständig, den Du behandelst. In einfacher Form gesagt: Der feste Körper Deines Empfängers hat in mehreren Paralleluniversen mehrere Energiefelder, wo sie Zugriff zu haben. Die Energiefelder sind in der schamanischen Behandlung wichtig, als Zentrum des Austausches und der Information. Die Informationen aus den Quanten, werden auf die Matrix (siehe *Matrix*) festgehalten und dort auch bearbeitet. Zur heilenden Wirkung werden die Energien direkt an den Empfänger weitergegeben. Der große Unterschied zu anderen Behandlungsformen der Quantenheilung ist, dass der HUNA-Schamane Informationen aufnimmt und in der Matrix bearbeitet.

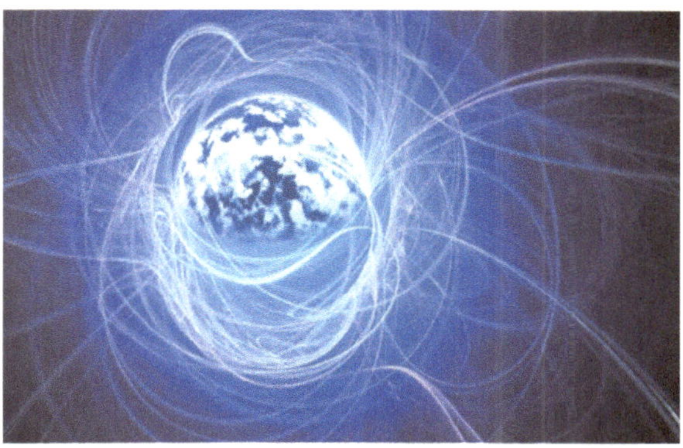

5.3 Die Matrix

Alle aus dem Paralleluniversum gesammelten Informationen werden einzeln auf ihren Matrizen gesammelt und bearbeitet. In meiner Behandlungsform besteht die Matrix aus einer großen weißen Leinwand, auf der alle Informationen aufgeschrieben sind, die den Empfänger betreffen. Wenn der Empfänger beispielsweise über Rückenschmerzen klagt, gebe ich in erster Linie aus der Quante Energie ab, um die Schmerzen zu verringern, der zweite Schritt ist, die Ursache des Schmerzes zu erkennen und auf der Matrix zu bearbeiten. Hierbei verwende ich eine Skala zwischen 0 und 10, wo auf der Matrix die Veränderungen stattfinden, also in diesem Fall Schmerzen 9 auf 0. Im umgedrehten Fall kann die Veränderung auch von 0 auf 10 geschehen, beispielsweise beim Schutz gegen den Schmerz.

Die Form und das Aussehen der Matrix kann von Dir frei gewählt werden, es muss keine weiße Wand sein.
Die Matrix ist bei jeder Anwendung immer mit jeder angezapften Quante zu verschließen. Informationen aus der Quante sind unbearbeitet und ohne Einfluss von außen auf der Matrix zu verwenden.

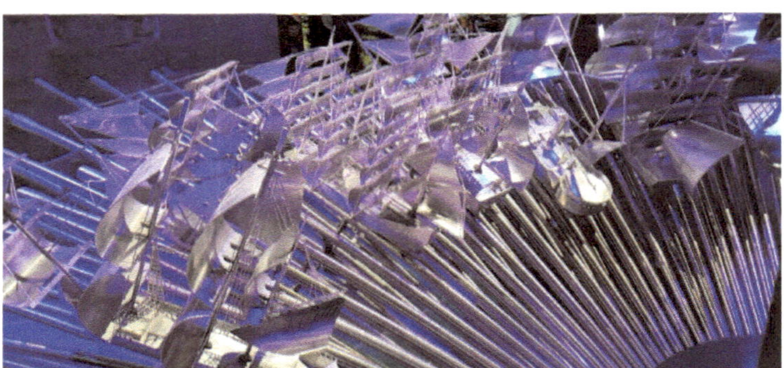

Wie wird es nun gemacht?

6. Durchführung einer schamanischen Quantenheilung in Einzelschritten

Schritt 1:
Das Erstgespräch mit dem Klienten umfasst den persönlichen Kontakt und eine Kurzbehandlung über die Quanten, um zu erfahren, ob er überhaupt dafür empfänglich ist.

Schritt 2:
Aufklärung des Klienten, dass es sich um eine energetische Behandlung handelt. Sichere bei der Behandlung Deine Klienten gegenüber Stürzen ab. Da hier ein Austausch geschieht, sollten Sitzmöglichkeiten oder Kissen vorhanden sein.

Schritt 3:
Suche einen positiv geladenen, energetischen Platz und stelle den Klienten auf diesen, erstelle den virtuellen Salzkreis in Deinen Gedanken und öffne links von Deinem Klienten ein Dreieck zum Abwurf von negativen Energien.

Schritt 4:
Verabreiche über das dritte Auge (Stirn) zur Öffnung goldene Energie.

Schritt 5:
Gib Deinem Klienten in einem Abstand von drei Minuten violette Energie.

Schritt 6:
Verabreiche Deinem Klienten die von Dir über das innere Kind abgefragten Elemente.

Schritt 7:
Öffnung der Quanten und der dazugehörigen Matrizen sowie die Bearbeitung oder den Austausch der Energien.

Schritt 8:
Entferne aus den Matrizen die negativen Energien und lass diese je nach Information über das innere Kind bearbeiten oder lege sie in dem hierfür vorgesehenen Dreieck ab.
Schließe die Quanten und Matrizen.

Schritt 9:
Verabreichung der Energie des Urvolkes.

Schritt 10:
Direkte Ansprache Deines Klienten: Zähle von 4 auf 0 und frag ihn nach dem ihm direkt in den Sinn kommenden Element.

Schritt 11:
Vernichte mit dem ausgesprochenen Element Deines Klienten alle negativen Elemente in dem Dreieck und lass die positiven Energien bei Deinem Klienten arbeiten.

Schritt 12:
Abschluss: Hier ist darauf zu achten, dass der Klient nicht ohne Beobachtung bleibt!

Schritt 13:
Den Salzkreis wieder auflösen.

7. Meditationen

7.1 Meditation zur Reinigung des inneren Kindes

Das innere Kind benötigt in regelmäßigen Abständen Meditationsübungen zur Reinigung.

Stell Dir das innere Kind als eine Art Festplatte vor, auf der viele positive und negative Informationen gespeichert sind. Diese Informationen beziehen sich auf die Vergangenheit, Gegenwart und Zukunft und beeinflussen Dein heutiges Leben.

Um das innere Kind von negativen Energien (Implantaten) zu reinigen empfehle ich Dir die folgende Meditationsübung.

Begib Dich auf Deinen Kraftplatz, leg Deine rechte Hand auf Dein inneres Kind (Bauchbereich) und rufe es. Begrüße es und bitte es, Dich auf dem Weg ins Licht und zur Reinigung zu begleiten. Stell Dir einen silbernen Weg vor, der zu einer großen, grünen Wiese führt, wo sich Menschen und Tiere sowie alle Pflanzen in Harmonie mit der Mutter Erde befinden. Wenn Du in die Mitte der Wiese schaust, so siehst Du dort einen großen, starken Baum. Neben diesem Baum steht eine weiße Bank, auf der Du Dich mit Deinem inneren Kind niederlässt. Erzähle dem inneren Kind, wie Dein Tag war, Deine Woche, rede mit ihm über Deine Probleme, öffne Dich dem inneren Kind in all Deinen Schwächen und Stärken.

Wenn Du nach dem Gespräch mit dem inneren Kind Deinen Kopf nach rechts drehst, wirst Du eine Höhle entdecken, aus der ein grelles Licht scheint. Bitte Dein inneres Kind, Dich in diese Höhle zu begleiten, und stell Dich mit dem inneren Kind in das Licht hinein.

Du wirst nun Wärme, Sicherheit und Geborgenheit empfinden. Bitte das Licht, Dich und das innere Kind zu reinigen, und bleib so lange im Licht stehen, wie Du es als angenehm empfindest. Nach Beendigung der Reinigung bedankst Du Dich bei dem Licht in Deinem Namen und im Namen Deines inneren Kindes, verlässt die Höhle und gehst zurück auf die weiße Bank.

Setzt Euch einen Augenblick hin und entspannt Euch, verbindet Euch mit der Kraft von Mutter Erde. Such danach den silbernen Weg wieder auf, nimm Dein inneres Kind an die Hand und komm hierher zurück. Bevor Du die Meditation verlässt, bedankst Du Dich nochmals in aller Form bei Deinem inneren Kind, streichelst und umarmst es und teilst ihm mit, dass Du Dich schon auf das nächste Treffen freust.

Nach dieser Meditationsübung sind negative Implantate oder Energien aus Dir und dem inneren Kind entfernt. Diese Übung kannst Du jederzeit und so oft, wie Du willst, wiederholen.

7.2 Meditationsübung über den roten Drachen

Die Meditationsübung über den roten Drachen hat den Sinn, dass Du Dich wieder in den Mittelpunkt Deines eigenen Lebens begibst und Dich in den Vordergrund Deines Lebens stellst.

Es ist immer sehr wichtig, dass man ausgeglichen im Kreis des Lebens steht, da man anderen ansonsten seine Hilfe nicht mit hundertprozentiger Kraft anbieten kann und – was noch viel wichtiger ist – da man sonst sein eigenes Leben nicht so lebt, wie man es gerne hätte.

Begib Dich auf Deinen Kraftplatz, mach es Dir bequem, stell Dir etwas zu essen und zu trinken – etwas, das Du gerne magst – bereit. Schließe Deine Augen und begib Dich in die Welt der Drachen.

Du stehst an einem goldenen Weg, an dessen Ende Du einen großen Berg siehst. Geh den goldenen Weg in Richtung des Fußes des Berges. Am Fuß des Berges siehst Du einen roten Weg, der zum Berg hochführt. Du wirst merken, dass Du, wenn Du den roten Weg gehst, schon langsam anfängst, innerlich all Deine Ängste und Befürchtungen fallen zu lassen. Umso mehr Du in die Nähe des Gipfels kommst, desto leichter fühlst Du Dich und Du kannst leicht und tief einatmen. Am Gipfel angekommen steht am Rande eines Abhanges ein roter Stuhl. Setz Dich auf diesen Stuhl und ruf den roten Drachen!

Bleib ganz ruhig und erschrick nicht. Es tauchen aus den Wolken plötzlich zwei sanfte braune Augen auf. Es ist der rote Drache, der Dich lächelnd anschaut und Dich bittet, Platz auf seinem Rücken zu nehmen. Du brauchst Dich nicht festzuhalten und musst keine Angst haben. Der rote Drache steigt mit Dir jetzt in die Lüfte, Du siehst die Häuser und die Menschen als kleine Punkte. Alles kommt Dir klein und unwichtig vor.

Der Drache fliegt über einen Kraftplatz, über die Häuser der Menschen, die Du liebst, aber auch über die Plätze, die Dir Angst machen. Der rote Drache bleibt an diesen Plätzen stehen und gibt Dir ein Spiegelbild Deiner Ängste. Durch einen tiefen, warmen und feurigen Strahl entfernt er die Ängste. Bis zum letzten Platz Deiner Ängste wird der Drache immer wieder landen und diese entfernen.

Nachdem er seine Arbeit vollbracht hat, fliegt er mit Dir um die Welt, zeigt Dir Wälder, Flüsse und Seen, die Meere und Kontinente und lässt Dich pure Energie atmen.

Du kannst zu den Sternen hochschauen, Du umarmst das gesamte Universum, Du fühlst Dich befreit und alles um Dich herum erscheint im Licht.

Nach einer Weile kehrt der Drache zurück zu dem Berg. Du steigst langsam ab, bedankst Dich bei dem roten Drachen, dass er Dich begleitet hat, atmest dreimal tief ein und aus und begibst Dich auf den roten Weg zum Abstieg ins Tal. Dort angekommen gehst Du den goldenen Weg zurück hierher, kommst langsam in die Realität zurück, und nun ist es Zeit für ein kleines Fest. Deine vorbereiteten Speisen und Getränke sind für Dich jetzt willkommene Gaben, damit Du es Dir gutgehen lassen kannst.

Die Meditation über den roten Drachen sollte mindestens zweimal im Monat durchgeführt werden, um den Weg in die Mitte des Lebens zu überprüfen und auszugleichen.

7.3 Meditationsübung über den grünen Drachen

Die Meditationsübung über den grünen Drachen ist zur Stärkung und Verbindung mit Mutter Erde gedacht. Der grüne Drache ist der Botschafter der Drachenwelt zu Mutter Erde. Diese Verbindung zeigt uns unsere Verantwortung gegenüber allen Lebewesen und der Natur sowie die Möglichkeit, Kräfte aus Mutter Erde zu beziehen, die Heilung, Zufriedenheit und Ausgeglichenheit bewirken können.

Der grüne Drache ist der einzige Drache, der nicht fliegen kann. Er hat wunderschöne grüne Augen, zwei etwas klein geratene Flügel und immer eine Menge Tiere um sich, die seinen Schutz und Rat suchen. Der grüne Drache hat immer ein Lachen auf seinen Lippen und zeigt keine Art von Aggression.

Für diese Meditationsübung solltest Du auch Deinen Kraftplatz vorbereiten. Nimm eine Schale, gib ein paar Opfergaben hinein (beispielsweise Kartoffelschalen, Apfelschalen, Früchte, Nüsse oder Ähnliches) und stelle diese in die Nähe Deines Kraftplatzes.

Zu Beginn der Meditation begib Dich in eine bequeme Lage, entspanne Dich, schließe die Augen und komm auf eine grüne Wiese, auf der alle Tierarten dieser Welt vertreten sind, alle Wesen aus der Anderwelt (Feen, Elfen, Einhörner, Zwerge und so weiter). In der Mitte der Wiese siehst Du einen großen Platz mit hohem Gras, hier kannst Du alle Gerüche der Natur wahrnehmen, hier wohnt die Harmonie und der grüne Drache. Geh auf den grünen Drachen zu, stell Dich vor und bitte den Drachen, Dir eine Verbindung zu Mutter Erde aufzubauen. Bekomm keinen Schreck, aus dem Mund des grünen Drachen erscheint plötzlich eine große weiße Kugel. Diese Kugel hat eine Tür. Öffne diese und begib Dich in die Kugel hinein. Aus dem Boden, auf dem die Kugel steht, kommen plötzlich Wurzeln hervor, die die Kugel umranken. Du merkst, wie Dein Kraftfeld sich mit der Kugel verbindet und eins mit ihr wird. Das Licht der Kugel und Du fließen über die Wurzeln zu Mutter Erde hinein, Du empfindest Wärme und Geborgenheit.

Mutter Erde streichelt Dich, verbindet sich mit Deiner Energie und Du wirst eins mit ihr. Du spürst, wie alle Energiequellen sich von allen Lebewesen dieser Erde mit Dir verbinden und ihr einen Kreislauf bildet. Die Sprache der Tiere und der Pflanzen ist für Dich verständlich. Der Kreis des Lebens ist geschlossen. Du bist nun ein tiefer Bestandteil dieses Planeten. Entspanne Dich, genieße Deinen Aufenthalt bei Mutter Erde und nach einer Weile öffnet sich ein grünes Licht. Auch hier bildet sich eine Kugel mit einem Eingang, den Du als pure Energie betreten wirst. Die grüne Kugel nimmt ihren Weg wieder auf zur Oberfläche der Wiese, wo Dich der grüne Drache erwartet. Streichle den grünen Drachen und Du wirst spüren, was es bedeutet, Wasser zu berühren, Luft zu atmen und eine feste Verbindung zu Mutter Erde zu haben.

Bedanke Dich bei dem grünen Drachen und komm zurück in Deine Realität.

Nachdem Du diese Meditation beendet hast, kommen wir zu den Behältern mit den Opfergaben. Such Dir einen Kraftplatz in Deinem Garten oder auf einer Wiese im Wald. Stell Deine Opfergaben auf den Boden und bedanken Dich bei Mutter Erde für diese Meditationsübung.

Nur Menschen, die in tiefer Verbundenheit mit Mutter Erde stehen, können ein Teil des Universums werden.

7.4 Meditationsübung über den gelben Drachen

Diese Meditation dient zur Sicherstellung der Verbindung zum Universum. Sie soll uns Selbstsicherheit geben, sowie Durchsetzungsvermögen und einen starken Willen, das Leben so zu leben, wie wir es wollen (*Lebe deinen Traum*).

Der gelbe Drache ist der mächtigste aller vier Drachen und ist in der Lage, mit seinen Flügeln die gesamte Erde zu umfassen und zu schützen. Er ist die Schutzmauer jedes einzelnen Lebewesens dieser Erde und kann auch jederzeit zum Schutz Deines Kraftplatzes (Lebewesen und Ereignisse) angerufen werden. Er ist ein Drache, der genau weiß, was schützenswert ist, und er lässt sich nicht von negativen Energien benutzen.

Bereite Deine Meditation vor, male Dir die Zeichen der vier Elemente auf ein Blatt Papier und begib Dich am Anfang der Meditation in einen dunklen Raum (hab keine Angst). Nach wenigen Sekunden siehst Du die Sterne um Dich herum, die vielen verschiedenen Universen, die einzelnen Sonnen. Es ist das Gefühl des Schwebens, nichts hält Dich und Du bist frei.

Vor Deinen Augen öffnet sich ein Wirbel mit vielen grellen Farben: gelb, rot, violett. In diesem Wirbel wohnt der gelbe Drache. Schwebe in den Wirbel hinein, bis Du an einen Platz kommst, wo sich eine goldene Scheibe befindet. Stell Dich auf diese Scheibe. Rufe nun den gelben Drachen und bitte ihn um Selbstsicherheit oder Durchsetzungsvermögen oder um einen starken Willen, Dein

Leben so zu leben, wie Du es willst. Nun erscheint der gelbe Drache, der im ersten Moment, bedingt durch seine Größe und Stärke, bedrohlich wirkt. Sieh ihm in die Augen und verbinde Dich mit ihm. Stell Dich vor, lass ihn einen Blick in Dein Leben werfen. Der Drache möchte nun, dass Du Dich in die Mitte der Scheibe stellst und dort in Ruhe verweilst. Nun legt der gelbe Drache seine gelben kräftigen Schwingen um dich, es beginnt nun ein Gefühl der Wärme, der Selbstsicherheit, Stolz auf das, was Du erreicht hast, die Einsicht Deiner Fehler und der feste Wille, das zu tun, was Dich ausmacht.

Die Kraft des gelben Drachen zeigt Dir Dein bis jetzt gelebtes Leben mit all seinen Schwächen und Stärken und zeigt Dir auch, was Du verändern kannst. Deine Energie und die des gelben Drachen vermischen sich jetzt zu einer violetten Kugel. Du spürst, wie die gesamten Informationen des Universums in Dich einfließen und Du ein fester Bestandteil dieses Universums wirst. Du spürst den Wind, der um Dich weht, Du spürst die Wärme des Feuers, die Nässe des Wassers und die starke Verbindung von Mutter Erde mit dem Universum.

Nach einer Weile verlässt Du den Raum der Schwerelosigkeit, kommst hierher zurück und nimmst wieder Verbindung zu Deinem Körper auf. Nimm nun die vier Elemente, die Du vorbereitet hast, in Dein inneres Kind auf und tue nach dieser Meditation etwas, was Du Dir schon immer gewünscht hast (*Lebe deinen Traum*).

Diese Meditationsübung ist für regelmäßige Durchführungen nicht geeignet, sie sollte im Jahr nicht mehr als ein- bis zweimal als Meditation ausgeführt werden.

7.5 Meditationsübung über den schwarzen Drachen

Die Meditation über den schwarzen Drachen ist in erster Linie zum Schutz und zur Verteidigung geeignet. Der schwarze Drache hat es sich zur Aufgabe gemacht, negative Energien zu bereinigen.

In unserem Leben treffen wir immer wieder auf negative Energien – wie Neid, Eifersucht, Missgunst und Hass. Wenn diese Dinge in Dein Leben eintreten, stehst Du dem meistens hilflos gegenüber. Hierfür wirst Du in Zukunft die Kraft des schwarzen Drachen haben.

Zur Vorbereitung der Meditationsübung nimm bitte ein weißes Blatt Papier, schreib auf dieses Deine Ängste und die Namen von Ereignissen oder Menschen, die Dir negativ gegenüberstehen, und leg einen schwarzen Kreis um diese (Filzstift).

Begib Dich auf Deinen Kraftplatz, entspanne Dich und begib Dich in eine große, dunkle Höhle. Sowie Du dort angekommen bist, erscheinen an den Wänden und Decken kleine, kräftige Lichter, die die Höhle erhellen. Vor Dir auf einem kleinen Stein, kaum sichtbar, nicht einmal so groß wie ein Daumen, liegt der schwarze Drache und wacht über seine Höhle. Stell Dich ihm vor, sprich mit ihm, fass ihn aber nicht an.

Erzähle ihm von Deinen Ängsten und von den Dingen, die Dir passiert sind, sowie von den Angriffen, denen Du ausgesetzt bist. Sei nicht verwundert, der schwarze Drache zeigt keinerlei Reaktion. Du kommst in die Phase der inneren Ruhe, Du fühlst Dich müde und schließt für einen Augenblick (Wimpernschlag) die Augen, und wie Du sie wieder öffnest, ist der Drache riesengroß und Du so klein wie ein Zwerg. Der schwarze Drache atmet tief ein und beim Ausatmen umgibt er Dich mit einem schwarzen Rauch. Es ist nicht unangenehm, es riecht nach Lavendel und Vanille, und obwohl es dunkel ist, spürt man das Licht.

Du merkst, wie Du von innen her stark wirst, wie sich Dein inneres Kind aufbaut und Du die Kraft bekommst, Dich gegen alles, was Dich stört, zu wehren.

Du merkst, wie sich Dein ganzes Energiefeld mit dem schwarzen Drachen verbindet und Du beim nächsten Einatmen des Drachens in ihn eingezogen wirst. Im inneren des Drachens befinden sich all Deine Ängste. Jede einzelne Angst platzt nun wie eine Seifenblase.

Du spürst, dass Du nun nicht mehr schwach bist, sondern alles in Zukunft im Rahmen des Guten lösen kannst.

Nach einer Weile stehst Du wieder vor dem schwarzen Drachen, der jetzt wieder ganz klein ist, und bedankst Dich bei ihm. Er hat Dir gezeigt, dass auch die kleinste Energie sich zu einem Sturm entwickeln kann, dass Schwäche keine Scham ist, sondern jederzeit in Stärke umgewandelt werden kann.

Komm nun langsam wieder zurück in Deine Realität, strecke und dehne Dich und spüre Deine neue Stärke. Zünde nun eine weiße Kerze an, nimm Dein vollgeschriebenes Blatt Papier und falte es viermal. Halte es in die Kerze, verbrenne es und denke an den schwarzen Drachen.

Diese Meditation kann jederzeit angewandt werden.

7.6 Kurzmeditationsübung über Farben

Im *HUNA Celtic Healing* kann man auch über die Kraft der Farben Meditationsübungen abhalten. Anbei die wichtigsten.

7.6.1 Meditation über die Farbe Rot

Die Farbe Rot beinhaltet die Harmonie und die Liebe sowie die weibliche Energie und die männliche Energie im Ausgleich. Sehr wichtig ist bei dieser Meditation, dass Du die männlichen und weiblichen Energien zu gleichen Teilen in Dir vereinst, da nur so der Weg frei ist, dass Du in der Mitte Deines Lebens stehst.

Begib Dich auf Deinen Kraftplatz, schließe die Augen und begib Dich in einen roten Raum. Hier hängen an den Wänden Bilder von Lebewesen, die Du liebst, von Dingen, die Du magst, von Erlebnissen, die immer wieder Freude in Dir auslösen, sowie die Bilder Deiner vergangenen Leben. Es führt ein schmaler, roter Strich über den Boden, der Dich durch diesen Raum führt. Schau Dir genau die Bilder an den Wänden an, bleib an den Bildern, die Dich interessieren, stehen und nimm die Bilder von der Wand, arbeite sie in pure Energie um und setze sie als positives Implantat in Dein inneres Kind.

Beispiel: Liebe zu Deinem Partner. Hier siehst Du das Bild Deines Partners und die Liebe, die Du für ihn empfindest. Baue dieses Bild in pure Energie um und führe es Deinem inneren Kind zu. Es gibt keine Begrenzung, wie viele Bilder Du von den Wänden nimmst und wie lange Du in dem roten Raum verweilst. Wenn diese Meditationsübung beendet ist, kommst Du zurück zu Deinem Kraftplatz und setzt Dich mit Deinem inneren Kind in Verbindung, um die positiven Energien abzufragen. Sollte es einmal passieren, dass ein Bild sich nicht in Deinem inneren Kind festgesetzt hat, gehst Du einfach wieder in den roten Raum, suchst Dir das Bild und versuchst es von vorne.

7.6.2 Meditation über die Farbe Gelb

Die Farbe Gelb beinhaltet die Heilung und die Reinigung und ist im Sinnbild die Farbe des Feuers. Bei der Meditation über die Farbe Gelb ist es wichtig, dass Du Dir, bevor Du die Meditation beginnst, darüber klar wirst, was Du heilen oder besänftigen willst (kleiner Tipp: schreib es vorher auf).

Begib Dich auf Deinen Kraftplatz, schließe Deine Augen und begib Dich auf ein großes, gelbes Viereck. Nach einer Weile schließt sich das Viereck zu einem Würfel, in dem Du im Mittelpunkt stehst. Aus allen Teilen des Würfels fließt warme Energie, die Du direkt auf Deine Bedürfnisse einwirken lassen kannst.

Beispiel: Starke Kopfschmerzen. Hier benutzt Du die Energie des Würfels direkt auf die Stelle des Schmerzes und tauschst hier die Energie Schmerz gegen gelbe Energie ein. Du wirst sehen, dass Deine Kopfschmerzen nach der Meditationsübung weg sind. Im Bereich der Reinigung kannst Du durch das gelbe Licht alle negativen Energien in Dir und in Deinem inneren Kind entfernen.

Die Meditationsübung über das gelbe Licht ist besonders gut geeignet für mehrere Personen, die gemeinschaftlich diese Übung im gelben Würfel ausführen möchten (Gruppenmeditation).

7.6.3 Meditation über die Farbe Violett

Die violette Farbe beinhaltet den Aufschwung und die Gerechtigkeit. Hierbei solltest Du immer darauf achten, dass Du Deine Bedürfnisse in den Vordergrund stellst und es sich hierbei um den Austausch von Energien handelt, die nur Dich persönlich betreffen. Bei der Meditation über die violette Farbe musst Du Dein inneres Kind mit einbeziehen.

Rufe Dein inneres Kind und bitte es, gemeinschaftlich mit Dir eine violette Kugel zu formen, in die Ihr Euch beide begebt. Zusammen in der violetten Kugel empfangt Ihr die Energie, die Ihr abrufen möchtet.

Auch hierfür ein Beispiel: Anforderung über die violette Farbe zum Aufstieg in beruflichen Bereichen. So lässt Du Dir hier Energie geben für Aufschwung und Gerechtigkeit, damit Du Dein Ziel erreichen kannst.

Die violette Farbe ist in ihrem gesamten Meditationsbereich sehr schwer darzustellen. Hierzu solltest Du wirklich Ruhe und Stille wirken lassen.

7.6.4 Meditation über die Farbe Grün

Die Farbe Grün ist die Verbindung zur Mutter Erde. In dieser Meditationsübung stellst Du Dir vor, Du bist ein Baum, der in einer grünen Landschaft steht und wo alles nur in einem starken Grün erscheint, Deine Blätter, Deine Äste. Du spürst, wie Deine grünen Wurzeln sich tief und fest in Mutter Erde vergraben. Am Ende Deiner Wurzeln wird diese Energie von Mutter Erde noch einmal verstärkt und fließt zu Dir zurück als Lebensenergie.

Diese Meditationsübung ist ratsam bei Schwächezuständen sowie wenn man das Gefühl hat, ausgelaugt zu sein, und das Licht nicht mehr richtig wahrnehmen kann.

7.6.5 Meditation über die Farbe Blau

Die Farbe Blau ist für die Veränderung und für den Fluss des Lebens zuständig. Bei der Meditationsübung über die Farbe Blau kann man sich Kraft holen und den Mut, Dinge und Ereignisse zu verändern. Weiterhin kann man sich Kraft holen, um aus unruhigen Energien positive Energie zu wandeln.

Bei der Meditationsübung über die Farbe Blau schließt Du die Augen und befindest Dich mitten im Meer. Um Dich herum schwimmen alle Bewohner des Meeres sowie unsere Urahnen aus der Stadt Atlantis. Gib Deine Ängste in das Wasser ab, nimm den Fluss des Lebens auf und hol Dir die Kraft, Deine Wünsche umzusetzen (*Lebe deinen Traum*). Bei dieser Meditationsübung kannst Du Dich so lange, wie Du willst, im Fluss des Lebens aufhalten, es drohen hier keine Gefahren. Schwimme mit den Fischen, spiele mit den Kindern von Atlantis, reite auf Delfinen und habe Spaß.

Die Meditationsübung über die Farbe Blau kannst Du anwenden bei wichtigen Entscheidungen, bei Veränderung Deines Kraftplatzes und bei Entscheidungen, Dinge loszulassen, die Dich hindern, das zu tun, was Du willst.

7.6.6 Meditationsübung über das goldene Ei

Mit dieser Meditation wirst Du die tiefe Verbundenheit Deines inneren Kindes mit Dir sowie Mutter Erde und dem Universum erreichen.

Stell Dir eine grüne Wiese vor, auf der aus dem Nichts ein goldenes Ei erscheint. Dieses goldene Ei ist nicht so groß wie ein Hühnerei, sondern wie ein Dinosaurierei, es ist fast so groß wie ein Flugzeug. Bestaune das Ei von allen Seiten, schau es Dir genau an und nach einer Weile wirst Du an der Außenwand des Eis einen kleinen Eingang sehen. Stell Dich direkt vor diesen und sage dreimal „HUNA". Viele bunte Lichter umgeben den Eingang nun, dieser öffnet sich. Tritt ein. Hinter Dir schließt sich der Eingang nun, Du befindest Dich in einem wunderbaren Raum, in dem in der Mitte ein weißer Sessel steht. Mach es Dir bequem, schließ Deine Augen und Du wirst merken, dass das Ei langsam, aber sicher vom Boden abhebt. Durch die kreisenden Bewegungen des Eis empfindest Du das Gefühl von Wärme und Sicherheit.

Nach einer Weile spürst Du, wie sich das Ei sich wieder dem Boden nähert und sich der Ausgang wieder öffnet. Du befindest Dich auf einer Insel, auf der viele Tiere leben, Pflanzen wachsen, und alle Gerüche, die Dir angenehm sind, sind vorhanden. Dreh Deinen Kopf langsam nach links, dort erscheint ein roter Weg. Dies ist der Weg zum roten Strand. Der rote Strand ist der Strand des Vergessens. Leg Dich auf den Sand, grab Dich langsam, aber sicher mit Deinem Körper in den Sand ein, genieße die Sonne und das Rauschen des Wassers, und durch die Wärme des roten Sandes wird Dein inneres Kind von allen bösen und negativen Erinnerungen aus den vergangenen und dem jetzigen Leben befreit.

Atme tief ein und aus und spüre, wie der rote Sand sich wärmend mit Deiner Haut verbindet.

Nach einer Weile springst Du auf, schüttelst Dich vom roten Sand frei und spürst, dass all Deine Ängste im Sand zurückgeblieben sind und Du Deinen Weg auf dieser Insel fortsetzen kannst. Nach einer Weile, wenn Du den roten Strand entlang gehst, kommst Du an den grünen Strand. Hier steht eine Liege für dich, die umgeben ist von tollen Getränken und Speisen. Leg Dich auf die Liege, entspanne Dich und schließ die Augen. Du spürst, wie langsam das Gefühl über deinen Körper kommt, dass Du von vielen, vielen Federn gestreichelt wirst. Der grüne Strand mit seinem grünen Sand ist für Deine Gefühlswelt zuständig. Er gibt Dir Selbstvertrauen, Selbstliebe, Sicherheit und das Gefühl, dies anderen Lebewesen auch zu vermitteln und zu geben.

Nach einer weiteren Weile bedienst Du Dich an den Speisen und Getränken. Du spürst die Kraft in Dir, selbstsicher und gelassen durchs Leben zu gehen.

Nachdem Du nun auch den grünen Strand langsam entlang gehst, kommst Du auf den blauen Strand. Du siehst an diesem Strand ein großes blaues Zelt, in das Du bitte hinein gehst und Dich dort niederlässt auf einer bequemen blauen Bank. Schließ Deine Augen, gib Deine ganze Konzentration auf Deine Ohren und hör genau zu, was Dir der blaue Sand erzählen will. Er ist für die Trauer zuständig, für die Wut und Verzweiflung. Du wirst hören, dass er Dir all diese Dinge wegnehmen wird. Der blaue Sand hat die Aufgabe, Dich von diesen Dingen zu befreien. Mit der Verbindung mit dem blauen Sand gehst Du die Erleuchtung ein, dass Trauer, Wut und Verzweiflung in Deinem inneren Kind keinen Platz mehr haben.

Du spürst, wie Dein Brustkorb sich erhebt, Du tief ein-

und ausatmest und Du in diesem Moment eine tiefe Befreiung empfindest.

Nachdem Du Deine Augen wieder geöffnet hast und den blauen Strand entlanggelaufen bist, kommst Du auf den rosa Strand, der mit seinem Sand für die Liebe zuständig ist. Stell Dich an den Rand, der den Strand vom Meer trennt. Schau in das Wasser und Du wirst in diesem Wasser alles aus Deinen vergangenen und dem jetzigen Leben sehen, was mit der Kraft der Liebe zu tun hat. Deine Beziehung, Deine Ehe, Kinder, Glücksgefühle und alles, was Dich in der Existenz bis jetzt im Namen der Liebe begleitet hat. Du fühlst Dich glücklich und gelassen und gehst eine tiefe Verbindung mit Deinem inneren Kind ein.

Nach einer Weile nimmst Du Dir bitte eine Handvoll des rosa Sandes hoch und machst Dir Gedanken, was Du von der Liebe in Zukunft erwartest. Streue den Sand in die Fluten des rosa Meeres. Deine Wünsche werden dann vom Wasser in das Universum getragen.

Nachdem Du dies getan hast, verlässt Du den rosa Strand und das goldene Ei taucht wieder vor Dir auf. Nimm den Eingang und steig wieder in das goldene Ei ein. Nimm Platz auf der weißen Bank, spüre wie das Ei sich langsam vom Boden erhebt und Dich hierher zurück auf die grüne Wiese bringt. Steig aus dem goldenen Ei heraus und bedanke Dich bei dem Ei, dass es Dich auf die Insel gebracht hat.

Komm hierher zurück und entspanne dich.

8. Was ist und was bewirkt HUNA Celtic Healing?

HUNA Celtic Healing ist eine Form der uralten Lebensphilosophie aus Polynesien und Hawaii, deren Ziel es ist, innere und äußere Harmonie zu erzeugen. Wir arbeiten hier mit den drei Energien: der goldenen und der violetten Energie und der Kraft des Urvolkes sowie mit den vier Elementen, Mutter Erde und dem Universum.

Die *HUNA Celtic Healing*-Lehre geht davon aus, dass wir unsere Realität selbst schaffen, indem wir ein ganz bestimmtes System von Glaubenssätzen und festgefahrenen Meinungen haben, das unsere Aktionen und Reaktionen, Gedanken und Gefühle bestimmt. Dieses System ist umprogrammierbar. Wir können unsere Glaubenssätze und damit unser ganzes Leben positiv verändern, wenn es uns gelingt, Zugang zu den verborgenen Aspekten unserer Persönlichkeit zu bekommen und sie ans Licht des Bewusstseins zu holen.

Auch der Kontakt zu unseren Ahnen, ist ein wichtiger Bestandteil vom *HUNA Celtic Healing*.
Die Verbindung zu unseren Ahnen – seien es jetzt weibliche oder männliche Ahnen – ist ein wichtiger Weg, um Informationen über das Hier und Jetzt, die Vergangenheit oder die Zukunft zu erhalten.
Unsere Ahnen stehen bewusst oder auch unbewusst immer mit uns in Verbindung, es ist aber auch wichtig, diese Verbindung zuzulassen und einen Weg zu finden, diese in meinem Hier und Jetzt einfließen zu lassen.
Unsere Ahnen sind eine wichtige Quelle für Informationen und eine Kraftquelle, um sich Rat zu holen oder Entscheidungen absichern zu lassen.

Mit den Ahnen in Kontakt zu treten, ist kein Zauberwerk,

sondern die natürliche Verbindung von uns, zu unseren Wurzeln. Um mit ihnen in Kontakt zu treten, ist es wichtig, sich in einem sicheren Umfeld zu befinden.

Ich beachte immer folgende Grundregeln:

Der Kraftplatz, den ich mir ausgewählt habe, um mich mit meinen Ahnen zu verbinden, ist gut gereinigt und geschützt (Salz oder Salzsteine eignen sich hierfür besonders gut). Ich fühle mich in diesem Kraftplatz geborgen und wohl – immer daran denken, die Wurzel verbindet uns mit den Ahnen, wo ich mich sicher und wohl fühle, fühlen sich meine Ahnen ebenfalls wohl, ich überlege mir genau, warum ich von meinen Ahnen etwas möchte oder um was ich sie bitte!
Möchte ich einen Rat oder eine Zustimmung, will ich um Schutz oder Kraft bitten und so weiter. Das alles sollte ich vorher genau bedenken. Es handelt sich ja nicht um einen Kaffeeplausch, sondern um die Verbindung ins Reich der Toten.
Der Weg, um Deine Ahnen zu rufen, kann verschieden sein, einige machen es über eine Meditation, die anderen mit Trance oder mit Hilfe von Räucherstäbchen oder mit anderen Hilfsmitteln, wie beispielsweise Zeichen, Altaren und so weiter). Ahnen können launisch sein, nicht immer antworten sie gleich, nicht Aufgeben und viel Geduld beweisen.
Stell Deine Bitte oder Frage gleich am Anfang und benenne den Ahnen, mit dem Du sprechen willst, oder überlasse den Ahnen, wer zur Seite stehen soll. Deine Ahnen wissen am besten, ob ein männlicher oder weiblicher Ahne für das Anliegen zuständig ist.

Nach Beantwortung des Anliegens solltest Du Dich bei

den Ahnen bedanken und Deine Ahnen zum Dank an Deine Tafel bitten oder ihnen ein Geschenk opfern – beispielsweise kleine Geschenke wie Nüsse oder Äpfel.

9. Krafttiere im HUNA Celtic Healing und ihre Aufgaben

Grundregel: Jedes Lebewesen auf Mutter Erde hat ein Krafttier.

Krafttiere sind Botschafter unserer Ahnen und ihre Aufgabe sind die Verbindung oder der Informationsaustausch zur Welt unserer Ahnen. Sie übernehmen auch den Schutz von uns (wie die Engel im Christentum) oder sind Wegbereiter in die Anderwelt. Krafttiere suchen sich ihre Seelen oder Innerkinder, zu denen sie gehören, selbst aus, und zwar schon bei der Geburt.

Sehen wir uns gemeinschaftlich einige Krafttiere an:

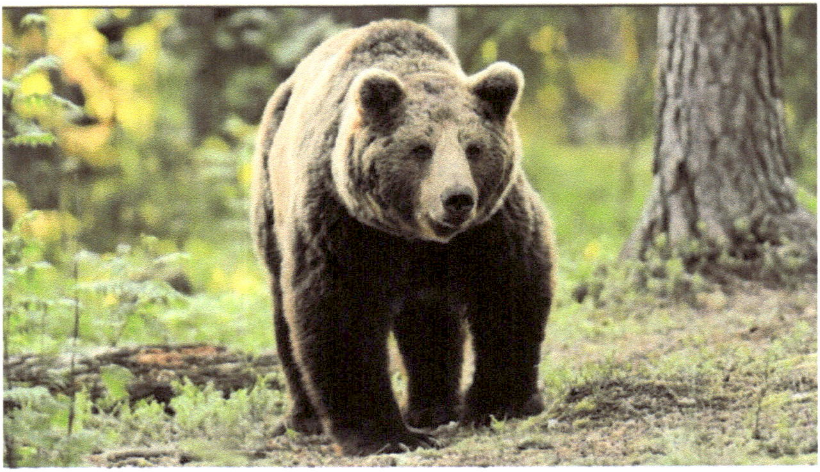

9.1 Der Bär

Der Bär ist ein Krafttier mit vielen Seiten. Er steht für Kraft, Mut und Größe. Der Bär hat in vielen alten Kulturen einen hohen Stellenwert, so auch im *HUNA Celtic Healing*. Er wird als Schützer der Kleinen angesehen (zum Beispiel von Kindern und Tieren). Er ist ein mächtiges Tier in der Ahnenwelt und kann die Vergangenheit, Gegenwart und Zukunft sehen und verändern.

Der Bär steht mit allen Elementen und Energien in Verbindung und kann diese zu jeder Zeit verwenden. Der Bär ist das stärkste Krafttier, was wir im *HUNA Celtic Healing* haben.

Die Verbindung mit dem Bären gelingt am besten in der Natur. Such einen schönen Platz im Wald oder auf einer Wiese aus und verbinde Dich mit dem Bären mit Deiner Willenskraft und der Offenheit Deines inneren Kindes.

Jede Verbindung zu einem Krafttier hat seinen Preis, lege dem Bären für seine Hilfe Nüsse, Äpfel oder Beeren hin, als Dank und Wertschätzung.

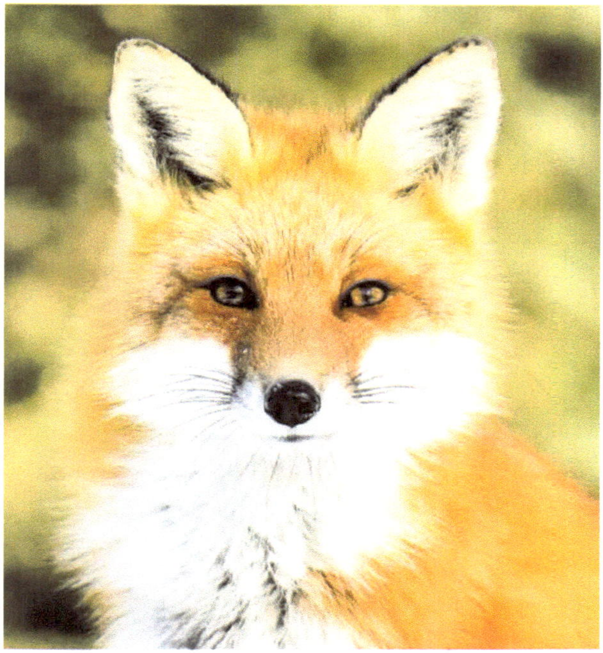

9.2 Der Fuchs

Der Fuchs ist ein Krafttier, das für seine Intelligenz und Schläue steht. Der Fuchs ist ganz tief mit Mutter Erde verbunden. Er hat die Kraft und die Macht, sich sogar seine Feinde zu Verbündeten zu machen. Der Fuchs sieht immer einen Ausweg und geht gezielt mit Problemen um. Er zeigt seine Stärke nicht im direkten Konflikt,

sondern ist schlau und überdenkt, welche Wege er noch gehen kann.
Der Fuchs ist der Lebenskünstler unter den Krafttieren und mit seiner Intelligenz vielen anderen Krafttieren überlegen.
Der Fuchs liebt seinen Bau, deshalb solltest Du Dich immer mit ihm auf seinem Kraftplatz zu Hause verbinden, der Fuchs liebt sein gewohntes Umfeld.

Der Fuchs ist immer ein guter Ratgeber bei aussichtslosen Problemen, Familienangelegenheiten, Ratlosigkeit und – nicht zu vergessen – in Liebesangelegenheiten.

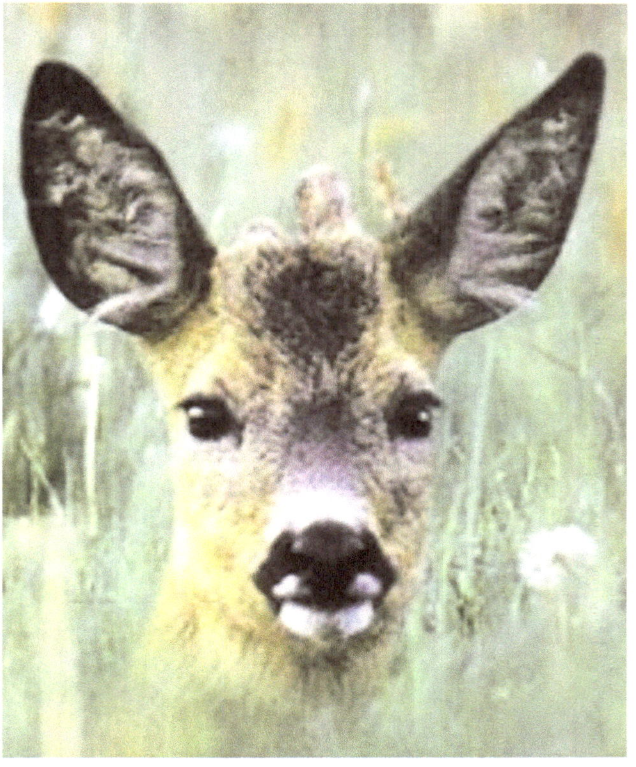

9.3 Das Reh

Das Reh ist ein Krafttier, das für Wohlgefühl, Sicherheit und einen ausgeprägten Sinn für Gefahren steht. Es ist schnell und mit besonderen Fähigkeiten der Anderwelt gesegnet, wie das Sehen und Bearbeiten von Gefahren und Glücksmomenten. Das Reh steht für Frieden und Harmonie in der Familie, aber auch für feste Grundmauern und Regeln in der Familie. Auch hier ist die Verbindung am besten in der freien Natur herzustellen und bitte nicht den Dank und die Wertschätzung vergessen.

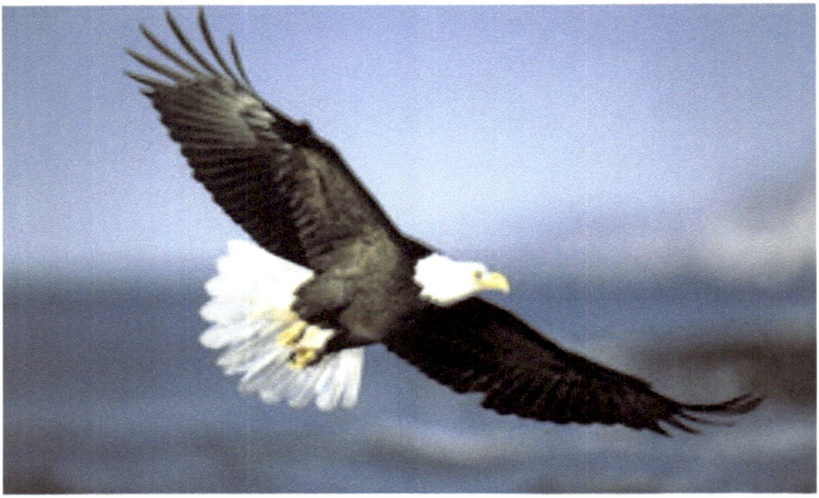

9.4 Der Adler

Der Adler ist ein Krafttier, das stark mit dem Element Wind in Verbindung steht. Der Adler steht für Überlegenheit, Scharfsinn und als Bote zu den Ahnen und Göttern (Gott). Der Adler ist in der Lage, alles, was auf der Erde passiert, zu sehen, und hat die Kraft, zusammen mit dem Element Wind Sachverhalte oder Ereignisse herbeizurufen oder zu verändern. Er ist ein Begleiter von Energien in die Anderwelt. Der Adler nimmt die Angst vor dem Übergang in die Anderwelt und steht allen Lebewesen bei diesem Schritt bei.

Er ist aber kein Todesbote, sondern nur ein Begleiter.
Der Adler erfüllt noch viele andere Aufgaben, wie beispielsweise das Begleiten bei Meditationen oder als Bote für freudige Ereignisse wie Geburten. Ich nutze den Adler bei Fragen, die meine Zukunft betreffen oder wie ich mich auf Ereignisse im positiven wie auch im negativen Sinne

verhalten soll. Durch die starke Verbindung zum Element Wind ist er auch beim Bearbeiten oder Wegschicken von Problemen oder Ängsten ein wichtiges Krafttier, aber auch als Verbindung zu anderen Schamanen ist er sehr hilfreich. Er ist ein wichtiger Bestandteil des Gesetzes des Universums und des Gleichgewichts der Kräfte.

Krafttiere müssen nicht aus der Fabelwelt oder der Fauna entspringen, auch Tiere, die sich in unserem näheren Energiefeld befinden, wie unter anderem Hunde, Katzen oder Vögel, können zu unseren Krafttieren gehören.
Jeder Mensch, der sein Tier liebt, weiß, wovon ich schreibe; sie geben uns Kraft, Freude, das Gefühl der Geborgenheit und viel positive Energie. Auch Tiere, die schon über die Brücke in die Anderwelt gegangen sind, können Krafttiere sein. Die Verbindung kann so stark sein, dass man das Gefühl hat, dass sie immer in der Nähe sind, auf einen aufpassen und uns mit Rat und Beistand zur Seite stehen.

Auch ich persönlich habe einen guten vierbeinigen Freund über die Brücke gehen lassen müssen (Basty), aber wenn ich rufe, dann ist er da und steht mir zur Seite. Ich weiß, das klingt ein wenig merkwürdig, aber ich spüre ihn und ich sehe ihn, und es tut so gut. Er hat mir in meinem Leben schon viele Stunden der Freude geschenkt, aber auch der Trauer. Doch heute bin ich froh, dass er an meiner Seite steht und die Trauer ist der Kraft der Liebe und Geborgenheit gewichen.
Ich freue mich schon auf den Tag, wenn er mich an der Brücke zur Anderwelt erwartet.

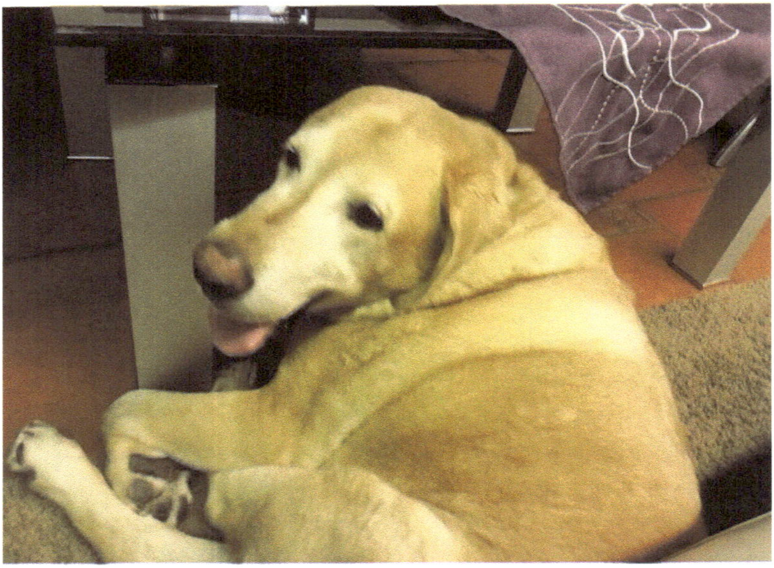

Erinnerung an meinen guten Freund „Basty"

10. Meditation des Lebens

Die meisten Meditationen finden in der Stille statt, hin und wieder mit guten Düften und leiser Musik. Ich frage mich immer, warum das so ist und mein inneres Kind meistens auf diese Meditationen keine Lust hat: alles immer im selben Ablauf, es fehlt eigentlich immer der i-Punkt.

Aus diesem Grund habe ich mich monatelang damit beschäftigt, wie man dem Ganzen mehr Schwung und Freude geben könnte, so dass man sich jede Woche – oder wann auch immer man Lust hat – dieser meditativen Freude hingeben kann. Schon das Vorbereiten auf diese Meditation kann das Gefühl der Erleichterung bieten und von Ängsten befreien. Die Vorbereitung auf diese Art von Meditation ist schon für das innere Kind ein Feuerwerk der Gefühle und der Erinnerungen.

Gehen wir gemeinschaftlich die ersten Schritte zur Meditation durch.

10.1 Erster Schritt

Nimm eine Auswahl von Liedern vor, die in Deinem Leben eine Rolle gespielt haben zum Beispiel die ersten großen Lieben, die Geburt Deines Kindes, Glücksmomente in Deinem Leben, die Du mit einem Lied verbindest. Ich gehe immer meine Jahre durch und versuche mich mit Hilfe meines inneren Kindes an diese Lieder zu erinnern. Dann suche ich aber auch Lieder aus, die mich in schlechten Zeiten begleitet haben. Diese Lieder sind wichtig, um das Gleichgewicht bei der Meditation herzustellen, das Leben besteht nun mal nicht immer aus Sonnenschein. Nachdem ich eine Liste meiner wichtigsten

Lieder zusammengestellt habe, sind meine ersten Schritte erledigt.

10.2 Zweiter Schritt

Die Auswahl von Speisen und Getränken ist für diese Meditation ein wichtiger Bestandteil. Die Sinne müssen verwöhnt werden, dadurch entstehen Erinnerungen und das Gefühl des Wohlbefindens. Ich stelle mir vor der Meditation immer nach Absprache mit dem innerem
Kind meine Lieblingsspeisen und Getränke auf einen Tisch, damit erfreue ich schon meine Augen und mein Körper freut sich auf ein Highlight.
Meistens stehen bei mir Spaghetti mit Tomatensoße und Früchte auf dem Tisch, eine Flasche Rotwein und Mineralwasser, je nachdem, wie ich es mit meinem inneren Kind abgesprochen habe, es gab auch schon Meditationen mit Tee und Zwieback. Alles ist möglich und erlaubt.
Es gibt keine Regeln beim Verzehr, Du kannst vor und nach der Meditation Essen und Trinken oder mittendrin, alles ist richtig, wenn Du es willst.

10.3 Dritter Schritt

Bereite Deinen Kraftplatz vor, dort wird sich die ganze Meditation abspielen. Der Kraftplatz kann überall sein: im Freien oder in geschlossenen Räumen, die Hauptsache ist, dass Du Dich geborgen und wohl fühlst. Erschaffe ihn nach Deiner Vorstellung, mit schönem Licht oder in schönen Blumen oder was auch immer Du zum Wohlgefühl brauchst.
Denke an einen Platz, wo Du tanzen kannst und an einen

Platz, wo Du ruhen kannst. Der Kraftplatz muss in der Lage sein, verschiedene Energien aufnehmen zu können. Segne und schütze Deinen Kraftplatz vor der Meditation. Nach der Mediation solltest Du ihn reinigen.

10.4 Vierter Schritt

Die Vorbereitungen sind abgeschlossen, jetzt kann die Meditation des Lebens beginnen.
Der ganze Kraftplatz ist jetzt ein Energieplatz Deines Lebens. Fang ganz langsam an, Dich an Deine schönen und negativen Erinnerungen Deines Lebens zu erinnern. Höre dabei Deine Musik, jedes Lied wird Dich auf die Reise Deines Lebens begleiten. Fang an zu tanzen oder singe die Lieder mit (der richtige Text spielt hier keine Rolle). Bewege Dich in Deinem Leben, die Musik und Du bilden eine Einheit, die gemeinschaftlich eine Reise in die Vergangenheit und in die Gegenwart durchführen. Es erscheinen Bilder aus vergangen Tagen und Jahren, schöne Erinnerungen und auch nicht so schöne Erinnerungen kommen zum Vorschein. All diese Erfahrungen gehören zu Dir und sind auf Deinem inneren Kind gespeichert. Jetzt hast Du die Möglichkeit sie zu bearbeiten, die guten Erinnerungen bleiben, die schlechten kannst Du jetzt bearbeiten. Tanze und singe, gib den Bildern und den Erinnerungen die Kraft, Dir bei Deinem jetzigen und zukünftigen Leben beizustehen. Zu dieser Meditation gehören lachen und Spaß haben dazu, aber auch Tränen und Trauer können auftauchen. Es kann ein Wechselbad der Gefühle entstehen, lass diese Energien fließen, die Reinigung und die Stärke, die durch die Meditation entstehen, werden Dir lange gestellte Fragen beantworten oder Deinem Leben neue Ziele aufzeigen.

Alles ist möglich: *Lebe Deinen Traum!*

Wer bin ich, was bin ich?

Das ist eine Frage, die wir uns alle bestimmt schon mal gestellt haben.
Ich bin mir sicher, dass man diese Frage nicht für jeden von uns mit derselben Antwort beantworten kann. Wir sind zwar alle eine Energieform in Verbindung mit einem festen Körper, aber was wir hier und jetzt mit dieser Verbindung anstellen, liegt meiner Meinung nach bei jedem selbst.
Das Leben ist kein Wunschkonzert sagen mir immer wieder viele meiner Klienten, aber was ist es dann?
Ist es eine Probezeit? Leben wir nur einmal und dann ist alles vorbei oder kommen wir wieder? Nehmen wir unsere Fehler aus diesem Leben mit in das nächste?
Diese Fragen kann und will ich nicht beantworten, mein Leben ist jetzt und hier. Ab dem ersten Atemzug bis zum letzten habe ich Zeit, dass Beste oder auch das Schlechte aus meinem Leben zu machen. Natürlich werde ich auch von Einflüssen von außen geprägt und viele Erlebnisse verändern mein Verhalten zu anderen oder zu mir selbst. Jeder Abschnitt meines Lebens bringt mir neue Erkenntnisse und neue Fähigkeiten. Aber was unter dem Strich das Leben für einen Sinn hatte, ist wohl nicht zu beantworten. Also versuchen wir – die einen mehr, die anderen weniger –, das Beste daraus zu machen.

Und deswegen: *Lebe dein Leben!*

11. Traumdeutung

Träume sind Informationen aus der Vergangenheit, Gegenwart und der Zukunft. Träume sind wichtige Informationen, um Ereignisse, die auf Deinem inneren Kind gespeichert sind, zu verarbeiten. Sie können in Form von Bildern, Stimmen oder auch in Symbolform durch Tag- und Nachtträume Deines inneren Kindes in Dein Unterbewusstsein auftauchen.
Alle Träume sind wichtig und sollten beachtet und bearbeitet werden, sie können eine wichtige Stütze bei Entscheidungen in Deinem Leben sein. Viele meiner Klienten kommen zu mir und wollen Träume gedeutet bekommen, ich versuche ihnen dann immer zu erklären, dass Träume etwas sehr Persönliches sind und die Energien von fremden Personen die Träume meistens verfälschen und viele Informationen verloren gehen können.
Träume sind Informationsquellen, die dazu führen sollen, auf etwas zu achten oder etwas zu verändern.

Hier ein kleines Beispiel:

Vor einigen Wochen hatte ich einen sehr unangenehmen Traum, ich stand in der Stadt meiner Jugend und die ganze Zeit über hatte ich ein unruhiges Gefühl. Ich hatte Angst und der Traum entwickelte sich ohne ersichtlichen Grund zu einem Albtraum. Ich wollte nur raus aus diesem Traum, es gab keine Personen oder Figuren, die mir Angst machten. Es war das Gefühl der Machtlosigkeit und der Einsamkeit und Kälte an diesem Ort.
Als ich dann morgens aufwachte, war der Traum für mich noch sehr präsent, erklären konnte ich ihn mir aber nicht. Aber er ließ mich auch nicht in Ruhe, ich musste den ganzen Tag über diesen Traum nachdenken.

Am Abend ging ich dann in eine Meditation mit meinem inneren Kind, und wie aus dem Nichts erschien mir auch noch mein Krafttier: der Wolf.

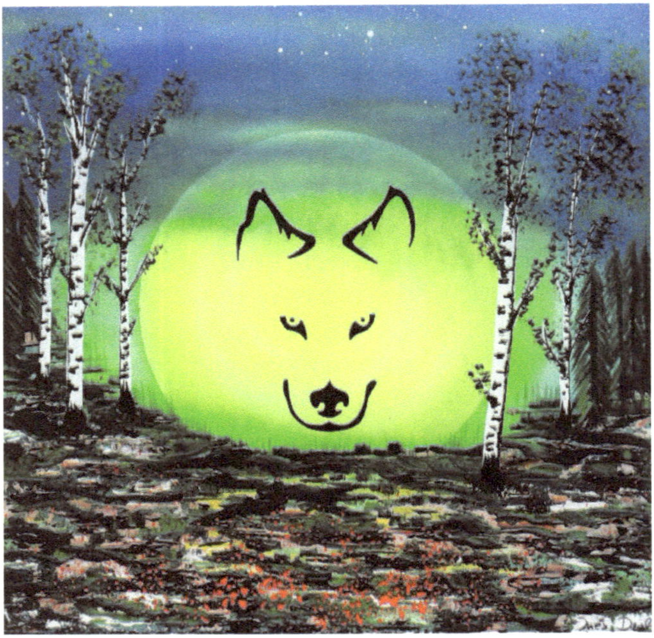

Es ging eigentlich alles sehr schnell, die Bedeutung des Traumes wurde mir bewusst. Ich hatte an diesem Ort keine schöne Kindheit gehabt. Gewalt, Einsamkeit, das Gefühl, ausgestoßen zu sein, waren dort präsent. Dann wurde ich an die Namen der Menschen erinnert, die mir mein Leben zu Hölle gemacht hatten, alles wurde so klar. Ich musste alles bearbeiten und ich musste diesen Menschen verzeihen und diese Energie ins Licht schicken, ich musste aber auch Abbitte leisten für den Weg, den ich dann gegangen bin. Die Vergangenheit wurde Realität, wie in einem Film bin ich alles durchgegangen, selbst die Schmerzen und die Trauer, die ich seit Langem in mir trug, waren zu fühlen, als wären sie hier und jetzt da gewesen. An diesem Abend sind viele Tränen geflossen und viele Knoten wurden gelöst. Die Zeit war reif, mit diesem Teil meiner Vergangenheit Frieden zu schließen. Mein inneres Kind hat mir mit diesem Traum einen wichtigen Schritt in Richtung Klarheit und Verzeihen ermöglicht.

Träume sind positiv und negativ, aber in erster Linie sind es Informationen oder Spiegelbilder von Dir. Auch hier passt wieder der Grundsatz:

Lebe Deinen Traum – oder noch besser:
Nimm deinen Traum als Infomationsquelle.

Um einen Traum zu deuten, kannst Du jedes Hilfsmittel benutzen, das Dir zu Verfügung steht. In sehr unklaren Fällen kann man auch eine zweite Person mit einbeziehen. Aber beachte bitte, dass ein zweites inneres Kind Deinen Traum ganz anders sehen kann und auch andere Information bekommen kann wie Dein eigenes. Das kann man vermeiden, indem Du Deinen Traum für Dich behältst und die zweite Person nur die Meditation begleitet.

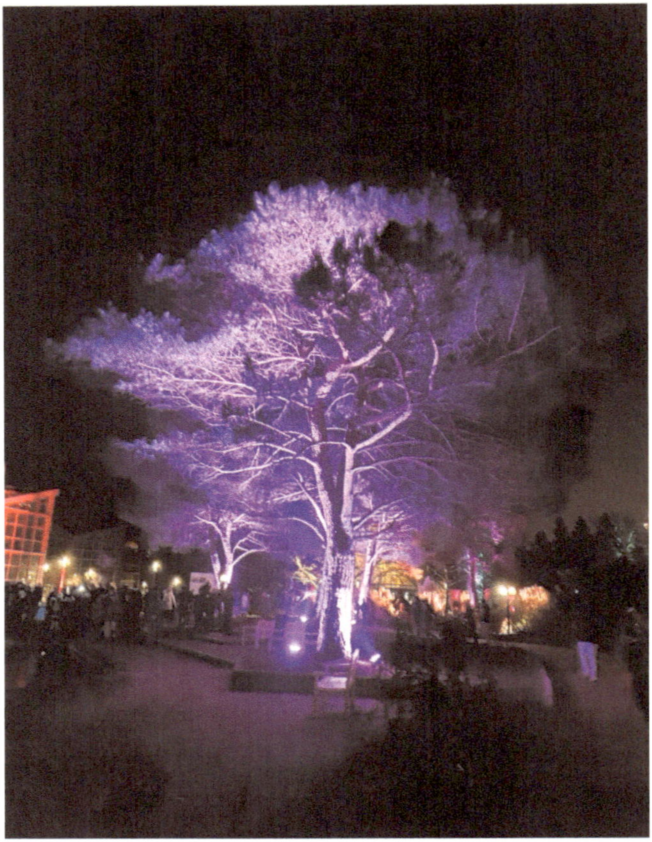

Baum der Träume

12. Die Runen

An dieser Stelle habe ich mich dazu entschlossen, einfach alle Runen vorzustellen, da ich den Eindruck habe, dass es sonst zu sehr verzettelt wird, mit einer fast endlosen Geschichte mit unnötig langen Wörtern.

ᚠ

Fehu : Vieh
Vieh, beweglicher Besitz, Reichtum, Energie, Geld, Fruchtbarkeit, glückliche Umstände.

Fehu symbolisiert materiellen Wohlstand - jetzt oder in naher Zukunft. Es ist ein Zeichen der Hoffnung, des Überflusses und auch des sozialen Erfolgs. Auf der anderen Seite kann Fehu auch für Verlust von Eigentum und Ansehen stehen. Sie verlieren etwas was Sie sich mit großer Anstrengung erworben haben. Fehu symbolisiert auch Zwietracht, Feigheit und Gier sowie Zwang und Gleichgültigkeit.

ᚢ

Uruz : Fallender Regen
Kraft, Schnelligkeit, Gesundheit, Energie, Verwurzelung, Auerochse, Vitalität und bodenständige Kraft.

Uruz steht für Kraft und gute Gesundheit. Die Rune symbolisiert Hartnäckigkeit, Mut und Tatkraft darüber hinaus auch Selbstbestimmung, Weisheit und Verständnis. Sie kann Veränderungen ankündigen. Uruz symbolisiert auch sexuelle Potenz. Auf der anderen Seite können auch Krankheit, Ignoranz, Unbesonnenheit und Gewalt mit dieser Rune verbunden sein.

ᚦ

Thurisaz : Riese
Hammer, Dorn, Schutz, Torweg, Unwetter, zielgerichtete zerstörende Macht, Schmiedekunst, Vernichtung lebensfeindlicher Kräfte und Verteidigung, Blitz des Erwachens, Phallussymbol, Macht, Überwindung von Hindernissen.

Thurisaz symbolisiert reaktive Kraft, Konfliktbereitschaft und instinktives Vorgehen. Es ist ein Zeichen für Vitalität und kann Veränderungen ankündigen. Thurisaz steht auch für Katharsis, Säuberung, reinigendes Feuer, männliche Sexualität und Fruchtbarkeit. Auf der anderen Seite: Gefahr, Dummheit und Bosheit.

ᚨ

Ansuz : Einer der Asen
Gesang, Inspiration, Ekstase, Wind, Weisheit, schöpferische Eingebung, Geist, Offenbarung und Einsicht.

Ansuz symbolisiert Kommunikation, Inspiration und Enthusiasmus. Die Rune steht für Visionen. Ein guter Rat kann angenommen werden. Auch Gesundheit, Harmonie, Wahrheit und Weisheit werden durch Ansuz symbolisiert. Auf der anderen Seite: Missverständnisse, Täuschung und Eitelkeit.

ᚱ

Raidho : Ritt, Reise
Reiten, Bewegung, Rhythmus, Kommunikation, Versöhnung, richtiger Weg, Rad, Zyklus, kosmische Ordnung, Bewegung, Tanz.

Raidho steht für einen neuen Lebensweg und neue Perspektiven. Die Rune kann Reisen und Umzug bedeuten. Sie symbolisiert Evolution und den Tanz des Lebens. Auf der anderen Seite steht sie auch für Ungerechtigkeit, Irrationalität und Krise, Ende und Neuanfang.

ᚲ **Kenaz : Fackel**
Fackel, Öffnung, Feuer, Spiegel, Erkenntnis, Opferfeuer, Fähigkeit etwas zu erreichen, Begeisterung, Liebeslust, Willenskraft, Kreativität, lebenserhaltende Wärme, Flamme, Leidenschaft.

Kenaz symbolisiert Visionen, Offenbarung, Weisheit, Kreativität, und Inspiration. Die Rune steht auch für Lebensenergie, Veränderung und Regeneration. Sie bedeutet Kraft des Lichts, Offenheit, Leidenschaft und Liebe. Auf der anderen kann sie für Krankheit, Desillusionierung und falsche Hoffnungen stehen.

ᚷ **Gebo : Geschenk**
Gabe, Harmonie, Partnerschaft, Treue, Vereinigung von Mann und Frau, Austausch, Gefolgschaft.

Gebo bedeutet Geschenk, Gabe an Gott und Großzügigkeit. Achten Sie auf Ihre persönlichen Beziehungen. Im negativen Sinne: Gier, Einsamkeit und Abhängigkeit.

ᚹ **Wunjo : Fröhlichkeit**
Wonne, Fahne, Vergnügen, Bindung, Gruppe, Anziehung, Frohsinn, Wohlwollen, Freude, Kamaradschaft, Harmonie, Licht, Glück, Zusammengehörigkeit, Anziehungskraft, Wohlwollen, Geschwisterliebe, Humor, Lachen, Geborgenheit.

Wunjo symbolisiert Freude, Behaglichkeit, Frieden, Partnerschaft, Harmonie und Wohlstand. Diese Rune steht auch für Ekstase und Ruhm. Die andere Seite sehen können. Wunjo bedeutet generell Erfolg und Erkenntnis. Wunjo symbolisiert auch Sorgen, Entfremdung und Besessenheit.

ᚺ **Hagalaz : Hagel**
Vollkommenheit, Gleichgewicht der Kräfte, Plötzlicher Verlust, Zerstörung, Klärung, drastische Änderungen, Fruchtbarkeit, gutes Gedeihen und Wachrufen von Heilkräften, Eis, Ei, Urschöpfung, Offenbarung.

Hagalaz steht für Naturgewalten, zerstörerische und unberechenbare Kräfte, das Unbewußte. Es symbolisiert Spiel, Versuch und Irrtum und kontrolliertes Chaos. Hagalaz bedeutet aber auch Vervollkommnung innerer Harmonie. Für die andere Seite stehen Naturkatastrophen, Stagnation und Energieverlust.

ᚾ **Naudhiz : Not**
Zwang, Not, Überwindung von Neid, Bedürfnisse, Verantwortung, Hindernis, große Kraft die durch Widerstand erwächst, Erfindungsgabe, Widerstand.

Naudhiz symbolisiert Störung, Widerstand der Kräfte weckt, Innovation, Verwirrung, Streit, und der feste Wille alle Not zu überwinden. Die Rune bedeutet auch Leidensfähigkeit und Vorbestimmung. Das Schicksal annehmen. Der Furcht ins Auge blicken. Auf der anderen Seite: Mühsal, Verlust, Armut.

ᛁ **Isa : Eis**
Entwicklung von Willenskraft und Konzentration, Stille, Ursprung, Ruhe, Eiszapfen, Gefrieren.

Isa bedeutet Herausforderung, Abwarten, Stillstand, Innehalten, Konzentration und Klarheit finden. Die Rune symbolisiert psychische und körperliche Blockaden. Isa schwächt andere Runen. Sie bedeutet auch Blindheit, Verschwendung und Komplott.

ᛃ **Jera : Jahr**
Fruchtbarkeit der Erde, Harmonie, Rhythmus, Dynamischer Kreislauf, Erntezeit, richtiger Zeitpunkt, Belohnung, Reife.

Jera bedeutet, dass die Früchte der Arbeit geerntet werden können. Es ist die Zeit des Friedens, der Hoffnung und des Überflusses. Die Versprechen werden eingelöst. Jera symbolisiert den Zyklus des Lebens und des Universums. Alles bewegt sich im richtigen Rythmus. Jera kann auch einen plötzlichen Rückfall bedeuten, große Veränderungen und Konflikte.

ᛇ **Eihwaz : Eibe**
Schutz, Weisheit, Ausdauer, Verbindung zwischen Himmel und Erde, Grenzerfahrungen von Leben und Tod, Einweihung, große Widerstandskraft und Ausdauer.

Eihwaz symbolisiert Stärke, Zuverlässigkeit und Vertrauenswürdigkeit. Die Rune steht für Aufklärung, Schutz und Zielstrebigkeit. Ein Mensch auf den man zählen kann. Eihwaz kann auch Verwirrung, Zerstörung und Schwäche bedeuten.

ᛈ **Perthro : Würfelbecher**
Geheimnis, Weissagung, Macht des Schicksals und der eigenen Bestimmung, Karma.

Perthro bedeutet Unsicherheit und Geheimnis. Die Rune symbolisiert weiterhin okkulte Fähigkeiten, Initiation, und Wissen über die Zukunft. Sie steht auch für weibliches Wissen, Fruchtbarkeit und Partnerschaft. Perthro bedeutet evolutionäre Entwicklung. Auf der anderen Seite symbolisiert sie Sucht, Stagnation und Einsamkeit.

ᛉ **Algiz : Hörner des Elchs**
Schützt vor Feinden und Bösem, gibt Erhabenheit, Glück und Lebenskraft, symbolisiert glückliches Gelingen, Anrufung kosmischer Mächte, symbolisiert Offenheit, hilft der Versuchung zu widerstehen.

Algiz ist ein universelles Schutzzeichen. Es hilft uns, uns selbst und andere zu beschützen. Es steht für die Verbindung zu den Göttern. Es symbolisiert Erwachen auf einer höheren Ebene und weist Ihrer Energie den richtigen Weg. Folgen Sie einfach Ihren Instinkten. Algiz symbolisiert Bewahren und Festigen. Auf der anderen Seite steht die Rune für latente Gefahr, Tabus und Zurückweisung.

ᛊ **Sowilo : Sonne**
Wille, Ganzheit, Sieg, Erfolg, Hoffnung, Ehre, Tatkraft, Wissenszuwachs, Bewegung.

Sowilo symbolisiert Sieg, Gesundheit und elementare Kraft. Nutzen Sie jetzt Ihre ganze Lebenskraft, um Ihr Leben zu ändern und Ihre Ziele zu erreichen. Diese Rune steht auch für Ganzheitlichkeit, das Flammenschwert und reinigendes Feuer. Auf der anderen Seite: Falsche Ziele oder Ziellosigkeit, falscher Rat und scheinbarer Erfolg.

ᛏ **Tiwaz : Gott Tyr**
Speerspitze, Recht und Gesetz, Sieg, Treue, Ordnung, Ruhm, methodisches Vorgehen, positive Selbstaufopferung, Gerechtigkeit und Sieg, göttlicher Richter, objektive Urteilskraft, methodisches Vorgehen, gerechter Kampf.

Tiwaz symbolisiert Gerechtigkeit und Autorität, Analyse und Rationalität. Wahre Stärke erkennen. Die Rune bedeutet auch Selbstaufopferung und Erfolg. Auf der anderen Seite: Energieblockade, Kommunikationsstörung and Ausgrenzung.

ᛒ **Berkana : Birke**
Mutterschaft, Frieden, Empfangen, Geborgenheit, Zuhause, Fruchtbarkeit, Verwirklichung von Ideen, Geduld, weibliches Prinzip, Zyklus, langsames Wachstum.

Berkana bedeutet Vogel, Fruchtbarkeit, Wachstum und Befreiung. Die Rune symbolisiert Erholung, Frühlingserwachen, Erneuerung und neue Herausforderungen. Sie kann auch eine Liebesaffäre oder eine Geburt ankündigen. Auf der anderen Seite: Familienprobleme, Sorge um nahestende Menschen oder Sorglosigkeit.

ᛗ **Ehwaz : Pferd**
Reiten, Zusammenarbeit, Symbiose, Treue, Zwilling, Loyalität.

Diese Rune symbolisiert Vorwärtskommen und Bewegung. Sie kann einen Wendepunkt bedeuten, Entwicklung und Fortschritt. Ehwaz steht auch für Harmonie, Zusammenarbeit und Vertrauen sowie Partnerschaft und Heirat. Verstärkt andere Runen Möglicherweise tritt eine ersehnte Veränderung ein. Auf der anderen Seite: Unruhe oder sich eingesperrt fühlen, Unkonzentriertheit und Mißtrauen.

Mannaz : Mensch
Mensch, Menschlichkeit, sozialen Ordnung, Wahlfamilien, Intelligenz, Erkenntnis durch Wissen, Toleranz und Menschenkenntnis, Selbsterkenntnis, Einweihung, geistige Kraft.

Mannaz symbolisiert das Selbt, das Individuum und die menschliche Rasse. Achten Sie auf die Haltung anderer und Ihre eigene Haltung und beobachten Sie sowohl Freund als auch Feind. Die Rune steht für soziale Ordnung, Intelligenz, Weitsicht und Kreativität. Sie symbolisiert auch die göttliche Ordnung und Bewußtheit. Möglicherweise bekommen Sie jetzt Hilfe. Die andere Seite: Depression, Selbsttäuschung, Hinterlist und Berechnung.

Laguz : Wasser
Lebenskraft, Vitalität, organisches Wachstum, Durchhaltevermögen, Macht des Unbewussten, Ursprung, Prüfung.

Laguz symbolisiert Wasser, Meer und Fluss. Es steht für Fruchtbarkeitsspender, Heilung und Erneuerung, Lebensenergie und organisches Wachstum. Laguz bedeutet auch Träume, Phantasie, Mysterium, das Unbekannte, das Verborgene, das Tiefe, die Unterwelt. Sie erreichen Ihre Ziele aber auch scheitern ist möglich. Die andere Seite: Periode der Verwirrung, falsche Entscheidungen, schlechte Urteilsfähigkeit.

Ingwaz : Gott Ing
Fruchtbarkeit, Held, Wachstum und Reife, Schwangerschaft, Einkehr, geduldiges Wachsen, konstruktive Ruhepause.

Ingwaz symbolisiert männliche Fruchtbarkeit, inneres Wachstum und Tugend. Sie bezeichnet die ursprüngliche Kraft, den Familienzusammenhalt, Fürsorge, Wärme und Heimat. Jetzt können Sie Unterstützung erhalten, alte Ängste aufgeben, neue Bindungen knüpfen und festigen und neue Wege einschlagen. Hören Sie aufmerksam auf sich selbst. Die andere Seite: vergebliches Bemühen, mühselige Arbeit, Machtlosigkeit.

Dagaz : Tag

Tag, Tageslicht, Verwirklichung, Ausgleich zwischen Tag und Nacht, Hoffnung und Lebensvision, Erwachen und mystische Erkenntnis, Neubeginn nach langer Anstrengung.

Dagaz symbolisiert den Durchbruch und das Erwachen von Bewußteit. Schmieden Sie jetzt Ihre Pläne. Sie haben die Macht die Welt zu verändern. Dagaz steht auch für Hoffnung, Glück, das Ideal und die Sicherheit. Es bedeutet Wachstum und Loslassen, Ausgewogenheit und sich in der Mitte treffen. Die andere Seite: Blindheit, Hoffnungslosigkeit, Ende.

Othala : Die Natur
Besitz, Erbe, Wohlstand, verwurzelt sein, Familie, Grundbesitz, Folgeschaft, Zugehörigkeitsgefühl, Gemeinschaft, Vollendung.

Othala symbolisiert ererbten Besitz, ein Haus, das Zuhause, das Vaterland. Machen Sie sich klar, was wirklich zählt. Die Rune steht auch für die soziale Ordnung, das spirituelle Erbe, Erfahrung, grundlegende Werte und Quellen der Sicherheit sowie für Überfluss. Die andere Seite: Verlust der Ordnung, Heimatlosigkeit, Engstirnigkeit.

12.1 Zum Gebrauch der Runen

Runen werden oft im Zusammenhang mit *Oralkelbräuchen* vermutet, was jedoch eher aus der neoesoterischen Szene stammt und nicht überliefert ist, auf jeden Fall keineswegs in den manchmal aufwendig dargebotenen Lege- und Deutungsarten.

Das einzige Zeugnis für ein germanisches Losorakel finden wir bei Tacitus, im 10. Kapitel der Germania, um das 1. Jhd. n. Chr.; hier heißt es: man streue mit „gewissen Zeichen" (Rune wurde hier nicht erwähnt) versehene, hölzerne Stäbchen auf ein Tuch. Auf gut Glück wurden sodann drei Stäbchen aufgehoben und gedeutet, meist als ja/nein, positiv, negativ. Dies wurde nacheinander dreimal durchgeführt. Ob es sich um Runen oder deren Vorläufer handelte ist, nicht bestimmt.

Es gibt keinerlei archäologische Funde in dieser Richtung.

Hier wird deutlich, dass Runendeutungen und Ähnliches ausschließlich – wohl wegen deren Einfachheit und des magischen Aussehens – auf neu-esoterische Grundlagen zurückgehen und eine reine neuzeitliche Erfindung sind.

Das Losorakel der alten Völker kannte, wie geritzte Knochenfunde zeigen, lediglich willkürliche Zeichen für *gut/nicht gut*.

Also sollten wir die Runen einfach als das sehen, was sie sind, nämlich die vereinfachten Vorläufer einer Schrift, die sich durch den Einfluss der Schrift der Christianisierung des Lateinischen erst gar nicht weiter entwickelte, aus dem 2. bis 4. Jahrhundert.

Dort wurden sie, wie es gefundene Berichte zeigen, meist von Frauen zu „beschwörerischen“ Zwecken, was Krankheit oder Glücksymbole betrifft, gebraucht.

13. Die Meditationen

13.1 Birken-Meditation

Diese Meditation kannst Du entweder draußen in der Natur durchführen oder aber auch zu Hause mit einem Stück Birkenholz in der Hand.

Entspanne Dich. Reise nun in Deiner Vorstellung in den Frühling hinein. Die Sonne scheint, die Luft ist klar und angenehm temperiert.

Du kommst zu einem kleinen lichten Birkenwäldchen. Such Dir eine Birke, die Dir besonders gut gefällt. Setz Dich an ihren Stamm gelehnt in die Sonne und genieße das weiche hellgrüne, frühlingswarme Gras unter Dir. Du gleitest tiefer und tiefer in die Entspannung. Vor Deinem inneren Auge erscheint die Göttin des Frühlings persönlich, mit hellgrünen Birkenzweigen in der Hand, umgeben von vielen duftenden Blüten. Die wunderschöne, elfenhafte junge Frau beginnt zu tanzen, scheinbar schwerelos, und lächelt Dir zu. Lächle zurück, und genieße den Anblick von Schönheit und Anmut. Aus jeder Birke im Birkenwäldchen löst sich nun eine Birkenelfe, in einem dünnen weißen Kleid mit Birkenzweigen in der Hand. Die Birkenmädchen umtanzen die Frühlingsgöttin. Du wirst nun eingeladen, mit ihr zu tanzen. Dein Körper bewegt sich – wie von selbst – lustvoll und anmutig in der Frühlingssonne.

Nach dem Tanz verschwinden die Frühlingsgöttin und die Birkenmädchen. Du legst Dich ins warme Gras und hörst tief in Dir die Worte: *Du bist liebenswert und schön, Du bist anziehend. Spüre deine Lebenslust!*

Wenn Du diese Lust und Freude für Dich verkörperst, werden sich auch andere zu Dir hingezogen fühlen!

Atme noch einmal tief die duftende Frühlingsluft ein, und komm dann langsam zurück.

13.2 Weiden-Meditation

Diese Meditation kannst Du im Freien neben einer Weide oder auch an einem ruhigen Ort zu Hause mit einem Stück Weidenholz in der Hand durchführen.

Entspanne Dich. Reise nun – geschützt und geführt von allen Seiten – in eine zeitlose Hochmoorlandschaft. Viele dieser „zeitlosen“ Hochmoore bedeckten Europa schon vor tausenden von Jahren. Geh in Deiner Vorstellung einen Weg durch diese feucht-nebelige Landschaft, in der Raum und Zeit zu verschwinden scheinen.

Du näherst Dich einer Gruppe von uralten Weiden mit knorrigen Stämmen und silbrig schimmernden Blättern. An diesem Ort wartet eine alte, weiße Frau mit einem langen Leinenrock auf Dich und führt Dich in ein kleines Holzhaus, in dem ein einfaches, frisch bezogenes Bett steht. Die Frau gibt Dir ein Zeichen, Dich bequem hinzulegen. Durch das offene Fenster hörst Du das Rauschen der Weiden. Entspanne Dich tief und tiefer: Lausche auf das, was Dir die Weiden erzählen möchten. Genieße diesen schwebenden Zustand zwischen Tag- und Traumwelt.

Irgendwann gibt Dir die weise Frau wiederum ein Zeichen, und Du verlässt das Holzhaus, aber nicht, ohne Dich herzlich bedankt zu haben. Geh den Weg zurück und, wieder ganz in Deinem Körper, ins Hier und Jetzt zurück.

13.3 Eiben-Meditation

Entspanne Dich und reise mit Deiner inneren Wahrnehmung nach England. Du schaust auf saftige grüne Wiesen und auf duftende Hecken. Du siehst die Reste einer alten Abtei inmitten dieses saftigen Grüns. Vor langer Zeit lebten, arbeiteten und beteten hier Menschen. Und vorher: Druiden, Barden, Vatten lebten da vielleicht? Die Menschen kommen und gehen, das Land bleibt. Wandere mit zu einem uralten Eibenhain. Geh zu der Eibe, die Dich am meisten anzieht. Am knorrigen Stamm findest Du einen idealen Sitzplatz, um zu entspannen. Die Eibe verkörpert das Prinzip von *stirb und werde*. Erinnere Dich an Momente in Deinem Leben, die sich anfühlten wie die schwärzeste Nacht. Und doch, inmitten dieser schwärzesten Nacht war da ein Funke von Leben, von Licht. Versuche, diesen inneren Funken tief in Dir zu spüren und sich mit ihm zu verbinden. Atme zu diesem Lichtfunken hin. Er begleitet Dich durch die Höhen und Tiefen dieses Lebens, der vergangenen und auch der zukünftigen.

Verbinde Dich mit der Zeitlosigkeit der Eibe, schick ihr Deine Liebe aus Deinem Herzen.

Nun reise langsam zurück durch Raum und Zeit zu Deinem Wohnort und öffne wieder die Augen.

13.4 Eichen-Mediation

Entspanne Dich. Tauche ein in das alte Europa. Weite Teile des Landes sind von Wäldern bedeckt. Ein Eichenhain wartet auf Dich.

Betritt ihn und such Dir den Weg zum Oberhaupt der Eichen, dem König des Waldes. Kraftvoll und weise steht er da, uralt und unerschütterlich. Nähere Dich ihm respektvoll und formuliere innerlich, mit welchem Anliegen Du gekommen bist.

In der Aura des Baumes suche Dir nun einen Platz. Du entspannst Dich tiefer und bemerkst durch die Nebel der Zeit eine in lange weiße Gewänder gekleidete Gruppe von Druiden bei einer Zeremonie vor dieser Eiche. Gesänge und Laute, die Dir fremd und gleichzeitig doch vertraut sind, dringen an Dein Ohr. Du hast unendlich viel Zeit. Die Eiche und der oberste Druidenpriester scheinen zu verschmelzen, die Eichenkraft durchdringt ihn. Während Du dies wahrnimmst, spürst Du eine starke Vibration. Öffne Deinen Körper auf all seinen Ebenen für diese Kraft.

Leite den Eichenkraftstrom, in welchen Du einatmest, in die Bereiche Deines Körpers, in denen Du diese Kraft besonders brauchst.

Wenn Du das Gefühl hast, genügend Energie getankt zu haben, stell Dir vor, dass sich der Kraftstrom der Eiche wieder verschließt. Wenn Du möchtest, kannst Du noch eine Frage stellen, die Dich innerlich beschäftigt. Der Druide oder die Eiche wird in Dir eine Antwort entstehen lassen.

Bedanke Dich, und reise durch Zeit und Raum zurück ins Hier und Jetzt.

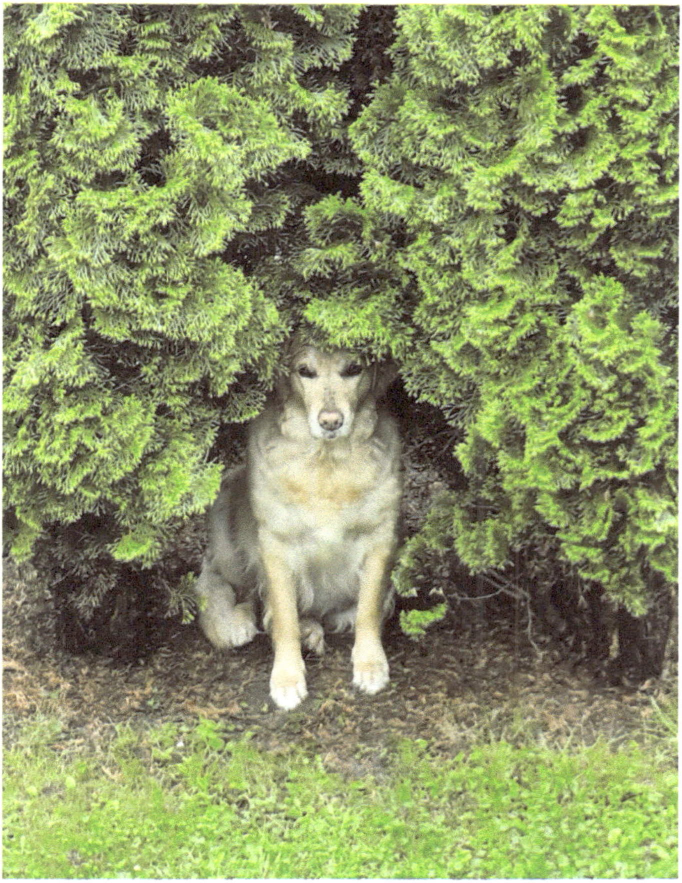

Meine Weggefährtin „Nele“

14 Drachenritual

14.1 Der Tanz mit dem Drachen

Dies ist die Basis aller Drachenrituale, aller, in dieser Form der Magie.
Du kannst Deine eigenen Vorstellungen über den Ablauf des Rituals, wie zum Beispiel Musik, Tanz, Meditation, an entsprechenden Stellen einfügen, jedoch nur, solange der Energiefluss nicht gestört wird. Der Ablauf des Rituals ist in den Grundzügen zwingend vorgegeben.

14.2 Einführendes Drachenritual

Beginne das Ritual, indem Du nach Osten gehst. Zieh den magischen Kreis mit Deinem Schwert oder Stab in Deiner Krafthand um den Ritualbereich herum. Hierzu musst Du mit Deinem Stab auf den Boden zeigen und Dir vorstellen, dass aus ihm Flammen herausschießen.
Bewege Dich im Uhrzeigersinn um den Ritualbereich herum und schließe den Kreis, in dem die Linien im Osten überlappen. Während Du den magischen Kreis zeichnest, sage:

Durch Drachenmacht ist dieser Kreis besiegelt.

Kehre zum Altar zurück. Zeige mit dem Schwert auf das Drachenpentagramm und sage:

Drachen des Geistes, höchster und mächtigster,
segne diesen Altar mit Deinem Feuer.

Lass uns eins sein in der Magie.
Oh Drachen groß und weise.

Setze den Wasserkelch auf das Pentagramm und kreise mit dem Stab in Deiner Kraft-Hand dreimal im Uhrzeigersinn über den Kelch und sage:

Luft, Feuer, Erde bringt Macht herbei.
Wasser des Landes und der See nun gereinigt sei.

Halte den Kelch hoch und sage:

Dragonis! Dragonisl Dragonis!

Dann besprenge, im Osten beginnend und endend mit dem Wasser vorsichtig den magischen Kreis.
Setz die Salzschale auf das Pentagramm. Kreise dann mit dem Stab in Deiner Kraft-Hand dreimal im Uhrzeigersinn über die Salzschale und sage:

Wasser, Luft, Feuer – hört mein Begehren.
Salz der Erde und der See nun gereinigt sei.

Streue nun einige Salzkörner auf jede Ecke des Altars. Kreise den Zauberstab in Deiner Kraft-Hand haltend dreimal über die Räucherschale und sage

Feuer der Drachen, Feuer der Erde,
Du bist gereinigt, nun machtvoll werde.

Geh nach Westen. Halte wieder das Drachenpentagramm hoch. Zeichne mit dem Schwert ein herbeirufendes Pentagramm und sage:

Von Naelyan (nail-yon),
dem Herrscher der Drachen des Westens,
kommt die Macht des dreimal gesegneten
Wassers.

Zieh die Macht des Wassers in Dich hinein. Geh nach Norden. Halte das Drachenpentagramm hoch. Zeichne mit dem Schwert ein herbeirufendes Pentagramm und sage:

Von Grael (grail), dem Herrscher des Drachen
des Nordens,
die Macht der Erde nun kommt herbei.

Zieh die Macht der Erde in Dich hinein. Kehre zum Altar zurück. Leg das Schwert und das Drachenpentagramm beiseite. Leg das passende Räucherwerk in die Räucherschale.

Wenn Du ein Problem von materieller oder magischer Art hast, kannst Du die Drachen jetzt um Hilfe bitten. Sie werden in der Lage sein, neue Einblicke und Lösungsmöglichkeiten zu geben. Fahre fort, ihre Macht und Orientierung zu spüren, während Du die Anleitungen aufschreibst.

Wenn Du mit der magischen Arbeit fertig bist, klopfe mit dem Zauberstab dreimal auf die Erde und singe:

Ich danke euch, Drachen groß und weise,
von Feuer, Wasser, Luft und Erde.
Für das Teilen der Weisheit, hier mit mir,
wie wir werden, so soll es sein.

Sieh Drachen immer als Gleichberechtigte, nie als zu besiegende oder zu beherrschende Wesenheiten an.

Setz den Weinkelch auf das Pentagramm. Kreise den Stab dreimal im Uhrzeigersinn und sage:

Kelch der Kraft, Kelch der Macht,
Drachenmagie, sei hier heute Nacht.

Trinke den Wein, aber lass etwas übrig als Opfergabe an die Drachen.

Um das Ritual zu beenden, nimm das Schwert und geh nach Osten. Zeichne mit dem Schwert ein bannendes Pentagramm und sage:

Geht in Frieden, Drachen des Ostens!

Richte das Schwert auf das Drachenpentagramm und sage:

Habt acht, ihr Drachen und Herrscher der Drachen,
ich (ein magischer Name)
bin ein Suchender der Drachenmagie,
mit (Name Deines Schwertes) in meiner Hand,
betrete ich die Reiche der Drachen.
Nicht wegen eines physischen Kampfes,
sondern für Wissen und Macht.
Ich grüße euch, oh Drachen uralte und weise,
und erwarte euren Segen und eure Führung.

Halte das Schwert so lange vor Dich hin, bis Du den Se-

gen der Drachen spürst.
Wenn der Fluss der segnenden Macht nachgelassen hat, senke das Schwert. Halte weiterhin das Schwert in Deiner Kraft-Hand, nimm das Drachenpentagramm in die andere Hand und geh nach Osten. Zeige mit dem Schwert nach Osten und halte das Drachenpentagramm mit der Oberseite nach vorne hoch. Zeichne mit dem Schwert ein herbeirufendes Pentagramm. Sage:

Von Sairys (sair-iss),
dem Herrscher der gerechten östlichen Drachen,
kommt jetzt die wundersame Kraft der Luft.

Fühle, wie die Kraft der Luft Deinen Körper durchströmt. Wenn der Kraftstrom nachlässt, geh nach Süden und halte das Drachenpentagramm wieder hoch. Zeichne mit dem Schwert ein herbeirufendes Pentagramm und sage:

Von Fafnir (faf-nihr),
dem Herrscher der Drachen des Südens,
kommt reinigendes Feuer aus dem Drachenmund.

Fühle, wie die Macht des Feuers in Deinen Körper strömt. Wenn der Machtstrom endet, geh nach Westen. Halte wieder das Drachenpentagramm hoch, zeichne mit dem Schwert ein herbeirufendes Pentagramm und sage:

Von Naelyan (nail-yon),
dem Herrscher der Drachen des Westens,
kommt die Macht des dreimal gesegneten Wassers.

Ziehe die Macht des Wassers in Dich hinein. Geh nach Norden und halte das Drachenpentagramm hoch. Zeichne mit dem Schwert ein herbeirufendes Pentagramm und sage:

Von Grael (grail),
dem Herrscher der Drachen des Nordens,
die Macht der Erde nun kommt herbei.

Ziehe die Macht der Erde in Dich hinein und kehre zum Altar zurück. Leg das Schwert und das Drachenpentagramm beiseite. Leg das passende Räucherwerk in die Räucherschale und leg den magischen Schmuck auf das Pentagramm, berühre ihn mit der Spitze Deines Schwertes und sage:

Durch Drachenmacht nenne ich Dich gereinigt
Durch Drachenfeuer nenne ich Dich gesegnet.
Durch Drachenmagie nenne ich Dich kraftvoll.
Durch Drachen-Weisheit heiße ich Dich willkommen.

Schwenke den Schmuck durch den Rauch, dann lege ihn an. Nimm den Spiegel, das Auge des Drachen. Halte ihn vor Dich und sieh ihn wie gebannt an.
Stell Dir Dich als einen zuversichtlichen Magier der Drachenmagie vor und sage:

Ich bin ein Suchender der Drachenweisheit.
Ich komme bereitwillig zur Einweihung.
In den Mund des Drachen gehe ich freiwillig.
Heißt mich willkommen, Drachen alt und weise.
Dragonis! Dragonis! Dragonis!

Leg den Spiegel beiseite und setz Dich vor den Altar. Leg das Schwert während der Meditation über Deine Knie oder vor Deine Füße.
Schließ die Augen und sieh vor Deinem geistigen Auge den Eingang zu einer riesigen Höhle.
Er ist wie der Mund eines Drachen geformt. Drinnen kommt von irgendeinem tiefen, innerirdischen Feuer ein rotes Glühen. Lange Steintropfen, die wie Zähne aussehen, hängen um die Öffnung herum. Betritt die Höhle in die Erde und folge dem Gang in die Tiefe. Du betrittst eine kreisförmige, unterirdische Kammer, in deren Wände Kristalle eingebettet sind. Ein mit Edelsteinen überzogener Altar steht in der Mitte auf dem Boden. Auf dem Altar steht ein mit Steinen ausgelegter Kelch.

Du siehst an den vier Eckpunkten der kreisförmigen Kammer tiefe Gruben oder Sprünge im Boden. Aus diesen Gruben kommt ein rotes Glühen tief unten aus der Erde. Die Kammer wird von diesem Licht nur schwach erhellt. Manchmal siehst Du eine schemenhafte Form der Drachen um die trüben Ränder der Kammer herum.

Stell Dich vor den Altar und teile den Drachen mit, dass Du zur Initiation gekommen bist. Achte darauf, Dich mit Deinem magischen Namen zu benennen. Du fühlst die Macht, die Dir von überall her von den halb verdeckten Drachen zugesendet wird. Achte auf Mitteilungen, die sie Dir möglicherweise zukommen lassen.
Zuerst hörst Du die tiefe Stimme eines Drachen sagen: „Trink aus dem Kelch". Visualisiere, wie Du den schweren, juwelenbesetzten Kelch hebst und den Inhalt darin trinkst. Du fühlst, wie Dich die Drachenmagie durchflutet und bis in Deine Knochen strömt. Danke den Drachen und geh dann zurück nach oben, bis Du den Höhlenein-

gang erreichst. Öffne Deine Augen und kehre in das normale Bewusstsein zurück.

Nimm den Weinkelch und stell ihn auf das Pentagramm. Kreise den Zauberstab dreimal im Uhrzeigersinn über den Weinkelch und sage:

Kelch der Kraft, Kelch der Macht,
Drachenmagie, sei hier heute Nacht.

Trinke den Wein, aber lass etwas übrig als Opfergabe an die Drachen.

Um das Ritual zu beenden, nimm das Schwert und geh nach Osten. Zeichne mit dem Schwert ein bannendes Pentagramm und sage:

Geht in Frieden, Drachen des Ostens,
und kehrt in der Ritualstunde zurück.

Geh nach Süden. Zeichne mit dem Schwert ein bannendes Pentagramm und sage:

Geht in Frieden, Drachen des Südens,
und kehrt in der Ritualstunde zurück!

Geh nach Westen. Zeichne mit dem Schwert ein bannendes Pentagramm und sage:

Geht in Frieden, Drachen des Westens,
und kehrt in der Ritualstunde zurück!

Ende, indem Du nach Norden gehst. Zeichne mit dem Schwert ein bannendes Pentagramm und sage:

**Geht in Frieden, Drachen des Nordens,
und kehrt in der Ritualstunde zurück!**

Kehre zum Altar zurück. Hebe beide Arme und sage:

**Lebt wohl, oh Drachen gerecht,
Feuer, Wasser, Erde, Luft.
Zusammen machen wir Magie gut
durch große Macht und Drachenkraft
in Frieden geht nun, kehrt zurück wieder
mich Magie zu lehren und alte Lieder.
Dragonis! Dragonis! Dragonis!**

Zerschneide den magischen Kreis mit dem Rückwärtsschwung des Schwertes über die Grenzlinie. Lösche die Altarkerzen. Entferne die Werkzeuge vom Altar.

Du hast jetzt den Mund des Drachen betreten und bist ein Eingeweihter der Drachenmagie geworden.

15. Invokation für die Aufhebung alter Gelübde

Ich widerrufe jedes und alle Gelübde (Flüche), die ich abgelegt habe.

Als Lichtträger meiner genetischen Abstammungslinie widerrufe ich diese Gelübde für mich und alle meine Vorfahren.

Ich erkläre diese Gelübde für null und nichtig in dieser Inkarnation und in allen meinen Inkarnationen quer durch Zeit und Raum, in allen parallelen Wirklichkeiten, parallelen Universen, alternativen Wirklichkeiten und alternativen Universen, allen planetaren Systemen und allen Dimensionen.

Ich bitte um die Entfernung aller Kristalle, Vorrichtungen, Gedankenformen, Gefühle, Matrizen, Schleier, Zellerinnerungen, Bilder der Wirklichkeit, genetischer Begrenzungen und um die Befreiung vom Tod – JETZT!

Im Namen der göttlichen Quelle, im Namen der göttlichen Quelle, im Namen der göttlichen Quelle.
Wie bestimmt vom göttlichen Geist, bitte ich um das Erwachen.

Wie bestimmt vom göttlichen Geist, bin ich jetzt wach.
Am Anfang bin ich, der/die ich bin!

Bereschit, Ehyeh, Ascher Ehyeh – „Am Anfang bin ich, der ich bin."

16. Die Prophezeiungen der Celestine

Wenn Du schon zu lange allein im Bett liegst, leg Dir drei Mondsteine unter das Kopfkissen und mit Deiner Einsamkeit wird es bald vorbei sein. Denn die Ausstrahlung verändert sich. Du wirkst attraktiver und fühlst Dich ermutigt, auf andere zuzugehen und Deine Wünsche und Vorstellungen klar zum Ausdruck zu bringen.

16.1 Fieber senken

Für einen Salzzauber zum Fiebersenken streut man eine Handvoll Salz in ein Feuer. Durch das Salz werden die Flammen blau. Blicke in diese blauen Flammen und stell Dir vor, wie die kranke Person wieder gesund wird. Dazu solltest Du folgende Worte sprechen: „Fieber verbrenne, Gesundheit komm zurück!“

16.2 Schutzzauber

Mit diesem schützenden Zauberspruch kann man den Gesundheitszustand einer älteren Person verbessern und jemanden, der ans Haus gefesselt ist, vor Schaden bewahren. Tauche einen Eisennagel in Salzwasser. Grabe diesen im Garten der kranken Person ein oder stecke ihn in eine Topfpflanze und achte darauf, dass sein Kopf aus dem Boden herausschaut, damit er als Leiter die Energie ausstrahlen kann. Während Du den Nagel vergräbst, sprich folgende Worte: „Krankheit, ich sage Dir: Fahre in diesen Nagel! (Name der Person) sei befreit und gesund“.

16.3 Kopfschmerzen

Bei Kopfschmerzen reibe Deine Stirn mit einem Stab ab und leg diesen Stein danach auf die Erde. Man sagt, der Schmerz werde vom Boden aufgenommen.

Du kannst die Kopfschmerzen aber auch wegreiben, indem Du mit einem Hufeisen über Deine Stirn streichst. Einem Stück Eisen sagt man eine ebenso gute Wirkung nach. Eine weitere Methode ist, sich mit einem Quarzkristall auf dem Kopfkissen hinzulegen. Kannst Du Dich nicht hinlegen, halte den Quarz einige Minuten gegen den Kopf. Der Schmerz sollte nachlassen.

Bei Nasenbluten lässt man etwas Blut auf den Boden tropfen und bedeckt das Blut dann mit Sand, damit die Erdgeister helfen.

16.4 Knochenbrüche

Sammle zwanzig Steine. Diese stehen für die zehn Finger und die zehn Zehen. Ist ein Arm oder ein Bein gebrochen, such einen längeren Stein, der den Arm oder das Bein symbolisiert.

Wasche den Schmutz unter fließendem Wasser von den Steinen und leg ihn in eine Schüssel Wasser, in die Du auch einige Silbermünzen gegeben hast. Streue ein wenig Salz in das Wasser. Zünde dann eine blaue Kerze an und sprich folgende Worte: „Mit diesem Salz weihe ich den Stein und heile das gebrochene Gebein“.

Nimm den Stein, der den gebrochenen Knochen symbolisiert, aus der Schüssel und wickele ihn in ein Schwarzwurzelblatt. Binde ein blaues Band oder einen blauen Faden darum und trage es als Amulett.

Wenn der Bruch geheilt ist, vergrabe den Stein zusammen mit dem Blatt.

16.5 Krämpfe

Einen Krampf sollte man lösen können, indem man vor dem Schlafengehen einen Behälter mit Quellwasser unter das Bett stellt.
Ein anderes Mittel besteht darin, Korken auf ein rotes Band aufzuziehen oder in einen roten Seidenschal einzuwickeln und sie dann an das Fußende des Bettes zu legen.

16.6 Haarausfall

Ein altes Zigeunermittel, um das Haar auf einer kahl werdenden Stelle wieder wachsen zu lassen, ist die Mischung von Rosmarinöl, Mandelöl und Pimentöl, mit dem man sich morgens und abends den Kopf einreibt. Auch Knoblauchöl soll das Haar an dünn werdenden Stellen wieder zum Wachsen anregen.
Haare wachsen besser und voller, wenn man sie bei zunehmendem Mond schneidet und niemals, wenn er abnimmt.
Gibt man einen halben Teelöffel Rosmarin in einen viertel Liter Wasser und wäscht sich damit den Kopf, wird das Haar gekräftigt und Haarausfall verhindert.

16.7 Schlechte Angewohnheiten

Wickele neun Haare der Person, um deren schlechte Angewohnheit es geht (Rauchen, Nägel kauen und so weiter) um einen Eisennagel. Schlage den Nagel in einen Holzpfahl. So wie der Nagel rostet, soll auch die schlechte Angewohnheit allmählich verschwinden.
Eine andere Möglichkeit besteht darin, abends beim Einschlafen daran zu denken, dass man sich eine Angewohnheit oder eine Sucht abgewöhnen will.

16.8 Süßigkeiten

Du möchtest abnehmen, hast aber eine Schwäche für Süßes und kannst Dich bei Kuchen, Keksen und Schokolade nicht zurückhalten? Mit diesem Zauber wird es Dir erstaunlich leichtfallen, keine süßen Sachen mehr zu Essen.

Grabe ein Stück Kuchen, einen Keks oder ein Stück Schokolade in einem Topf oder im Garten ein.
Pflanze für alles, was Du nicht mehr essen möchtest, drei Zehen Knoblauch obendrauf. Der Knoblauch wird Dich von Deiner Sucht befreien und wenn er ausgewachsen ist, wirst Du überhaupt kein Verlangen mehr nach diesen Dingen verspüren.

16.9 Fernheilung

Um jemanden aus der Ferne zu heilen, braucht man eine Feder, Rosmarinöl, eine Muschel, einen Stein und eine Zwiebel.

Schreibe mit einem Kugelschreiber oder einem Bleistift den Namen der Person, die Du heilen möchtest, auf die Zwiebel.

Pflanze die Zwiebel in einen Topf oder in den Garten. Leg den Stein in nördlicher Richtung von der Zwiebel auf den Boden, gib drei Tropfen Rosmarinöl in südlicher Richtung von der Zwiebel auf den Boden und leg die Feder in westlicher Richtung hin. Bedecke alles mit Erde.

Stell den Topf auf ein Hufeisen oder leg ein Hufeisen auf die Zwiebel, falls Du sie im Garten eingegraben hast. Sowohl die Zwiebel als auch das Pferd werden von Mars, dem Kriegsgott, regiert. Bei diesem Zauber bedient man sich der Kraft vom Mars, um den Kampf gegen die Krankheit zu gewinnen.

17. Zaubersprüche für das Glück

17.1 Das Weihen von Kerzen

Keine Kerze im Haus sollte ungeweiht brennen. Durch die Weihbehandlung, die jeder selbst vollziehen kann, entwickelt eine Kerze so viel positive Strahlkraft, dass die Atmosphäre im Raum energetisch aufgewertet wird.
Leg die Kerze in die linke geöffnete Hand. Mit dem ausgestreckten Mittel- und Zeigefinger der rechten Hand zeige zur Spitze der Kerze und sprich: „ATEH“ (hebr.: Du bist, ich bin.)

Zieh nun mit Mittel- und Zeigefinger der rechten Hand in gerader Linie zum unteren Ende der Kerze und sprich: „MALKUTH“ (hebr.: Das Reich)

Zieh nun mit Mittel- und Zeigefinger zur Mitte links und sprich: „VE GEBURAH“ (hebr.: Die Kraft)
Zieh nun von der Mitte links einen waagerechten Strich nach rechts und sprich: „VE GEDULAH“ (hebr.: Die Herrlichkeit)

Halte nun die gesamte ausgestreckte Hand über die Kerze und sprich: „LE OLAM AMEN“ (hebr.: In Ewigkeit. So sei es!)

17.2 Hilfe bei magischen Angriffen

Halte Deine Hände unter fließendes Wasser und stell Dir dabei vor, dass die Energien des magischen Angriffs in das Wasser abgeleitet werden. Entferne Dich von Deiner Wohnung und überquere einen Bach oder Fluss. Dies kann Deine energetische Spur verwischen und das Wasser nimmt die störenden Energien mit sich. Zieh einen dreidimensionalen magischen Schutzkreis um Dich herum: Stell Dir ein flammendes Leuchtfeuer vor, das aus Deinem ausgestreckten Zeigefinger schießt. Dreh Dich dreimal im Uhrzeigersinn und um die eigene Achse, während Du die flammende Energie um Dich ziehst. Dann schlag dreimal einen leuchtenden Kreis vom linken Arm über den Kopf nach rechts und unter den Füßen zurück nach links.

Anschließend zieh die Energie noch dreimal von den Fußsohlen über die Fersen hinten über den Rücken nach oben über den Kopf nach vorne, über die Brust wieder nach unten zu den Fußzehen und wieder unter die Fußsohlen.

17.3 Schutzmaßnahmen für die Nacht

Um vor nächtlichen schwarzmagischen Angriffen geschützt zu sein, geh wie folgt vor:

- Besorge einen Blumendraht oder einen anderen dünnen Draht
- Außerdem ein neues spitzes Messer (Dolch), das geweiht wird (siehe Weihen der Kerzen)
- Und eventuell noch ein Holzbrettchen
- Zieh den Draht um Dein Bett und befestige die beiden Enden des Drahtes am Griff des Messers. Dies ist Dein magischer Schutzkreis
- Ramme nun das Messer in den Boden. Dadurch werden die Angriffe in die Erde abgeleitet, wie bei einem Blitzableiter. Um den Boden nicht zu beschädigen, verwende das Holzbrettchen, um den Dolch hineinzurammen.
- Wenn Du im Bett bist, zieh mit dem Zeigefinger der rechten Hand dreimal im Uhrzeigersinn den Verlauf des Drahts nach.
- Stell Dir dabei vor, dass eine feurig leuchtende Energie aus Deinem Zeigefinger schießt und den Draht entflammt.
- Gib mental den Befehl, dass der Schutzkreis nun aktiv sei.

17.4 Das Salzbad

Negativen Energien, die durch Streit, Ärger, Kontakt mit seelisch oder körperlich kranken Menschen im Laufe eines stressigen Arbeitstages oder durch Fremdbeeinflussung entstanden sind, sammeln sich in unserer Aura (Energiekörper). Eine wirksame Vorgehensweise, um uns davon zu befreien, ist folgendes Bad:

- Fülle Deine Badewanne mit Wasser in der für Dich angenehmen Badetemperatur.
- Gib 250g Totes-Meer-Salz hinzu – alternativ 250g Speisesalz (Steinsalz).
- Außerdem eine Tasse Sahne
- Und neun Kaffeelöffel Honig
- Leg Dich in die Badewanne.
- Stell Dir dabei vor, wie alle dunklen Schlieren aus Deiner Aura im Salzwasser gebunden werden.

Nach dem neunmaligen Sprechen von Psalm 21 lass das Wasser ab und dusch danach mit klarem Wasser.

- Geh nach einem solchen Reinigungsritual keiner weiteren Tätigkeiten nach. Du wirst wahrscheinlich ohnehin sehr müde sein und solltest Deinem Körper Ruhe gönnen.

17.5 Böses lösen

Wenn Du das Gefühl hast, dass Dir etwas *Übles im Leib* sitzt, das Du gerne loswerden möchtest, schlage ich Dir folgende Übung vor:

- Nimm einen faustgroßen Stein (keinen Edelstein).
- Sammele mit all Deiner Empfindung in Deinem Speichel alles, was Du als negativ in Dir spürst und spucke es auf diesen Stein.
- Stell Dir vor, dass dieser Stein alle negativen Schwingungen in sich aufnimmt. Wenn Du Dich tief in diese Übung hineinversetzt, kann sogar das Gefühl entstehen, sich übergeben zu müssen.
- Spucke nun so lange auf den Stein, bis Du das Gefühl hast, innerlich befreit zu sein.
- Wickele den Stein nun in Papier ein und verschnüre das Ganze. Verwende dazu kein farbiges Papier und keine Klebestreifen, sondern eine Schnur aus Sisal, Wolle oder Baumwolle.
- Wichtig: Niemand außer Dir darf mit diesem Paket in Berührung kommen!
- Vergrabe den Stein am besten im Wald. Leg als Opfergabe für die Erdwesen ein Stück Brot und etwas Wein mit dazu. Bitte diese in Deinen eigenen Worten, die negativen Energien umzuwandeln.

17.6 Probleme lösen

Schreib Dein Problem auf die Sohlen eines alten Schuhs. Zieh nun den Schuh an, stampf dreimal auf und zieh den Schuh wieder aus. Verbrenne ihn.
Schreib das Problem auf ein Stück Papier. Grab ein Loch, leg das Papier hinein und vergrab es zusammen mit einem Stück Kupfer, einem Stück Eisen und ein wenig Zink. Noch einfacher ist es, das Problem auf ein Stück Papier zu schreiben und es dann ins Feuer zu werfen.

17.7 Wolkenzauber

Mit ein wenig Wolkenmagie kannst Du ganz leicht Wolken verscheuchen, die bildlich gesprochen Dein Glück überschatten.

Jede Wolke ist so einzigartig wie jeder Mensch, also such Dir eine aus, die Dich ganz besonders anspricht. Sag zu der Wolke, dass es Deinen Seelenfrieden wiederherstellen wird, wenn Du den blauen Himmel siehst, der von ihr verdeckt wird.

Konzentriere Dich ganz auf die Wolke und stell Dir vor, wie Dein Problem verschwindet, während Du eine Öffnung in sie hineindenkst, um den Himmel zu sehen. Gelingt Dir das, so ist das ein Zeichen, dass Du alle Probleme bewältigen kannst und dass der blaue Himmel des Glücks Dir gehört.

Eine weitere Methode besteht darin, das Problem an eine Wolke zu hängen. Dann entscheide, in welche Richtung die Wolke ziehen soll, ob nach rechts oder nach links. Bitte die Wolke fortzuziehen und das Problem mit sich zu nehmen. Wenn Du einige Minuten lang fest auf die Wolke starrst, wird sie in die von Dir gewählte Richtung davonziehen.

17.8 Taschentuchzauber

Wenn man jemandem ein Taschentuch gibt, ist dies ein Zeichen, dass man sich von ihm trennen wird. Ein geliehenes Taschentuch sollte unbedingt zurückgegeben werden.

Der Knoten im Taschentuch als Erinnerungshilfe ähnelt einem alten Zauberbann der Zigeuner, für die ein Knoten immer ein Wunsch symbolisiert.

17.9 Nadelzauber

Lässt man aus Versehen eine Nadel fallen und zeigt sie dann mit dem spitzen Ende nach oben, so wird noch am selben Tag ein Besucher eintreffen. Du solltest die Nadel aufheben und getreu dem Spruch verwahren: *Wenn Du eine Nadel findest, heb sie auf und den ganzen Tag wird Dir das Glück hold sein.*

Um das Glück noch länger als einen Tag zu bannen, solltest Du die Nadel in eine Vase mit frischem Wasser und frischen Blumen legen. Diese Essenz der Blumen wird das Glück in der Nadel mit Energie anreichern und Dein Glück wird länger halten als die Blumen.

Wenn die Blumen verwelken, wirf sie wie üblich fort, leere das Wasser aus und leg die Nadel in ihr Nähkästchen, damit sie stets an das Glück erinnert.

18. Zaubersprüche für die Liebe

18.1 Gebrochenes Herz

Nimm einige Lorbeerblätter, eine Flasche und eine Tasse mit zu einem Bach, einen Fluss oder einer Quelle. Setz Dich still hin, weine ruhig, wenn Dir danach ist, und stell Dir vor, wie Dein Schmerz langsam abwärts davon schwimmt.

Wenn Du Deine Gelassenheit wiedergefunden hast, füll die Tasse mit Wasser und leg ein oder zwei Lorbeerblätter hinein.

Öffne Deine Kleidung und spritze ein wenig von diesem Trank auf Dein Herz. Dann sprich laut: „Dieses Wasser des Lebens wird das Leid aus meinem Herzen waschen. Mit diesen Kräutern werden meine Schmerzen gelindert. Ich bin wieder glücklich."

Wirf die Lorbeerblätter in das fließende Wasser, füll die Flasche und nimm sie mit nach Hause. Leg frische Lorbeerblätter in eine Tasse, gieß von dem Wasser darauf und stell die Tasse neben Dein Bett.

Lass die Taste drei Nächte dort stehen, und am Morgen des dritten Tages wird Dein Leid vorüber sein.

18.2 Alte Liebe löschen

Es war eine wunderschöne Zeit, aber leider ist die Flamme der Liebe erloschen.

Wenn Deine frühere Liebe das doch nur akzeptieren würde! Geschehen wird es, wenn Du den Namen auf ein weißes Blatt Papier schreibst. Stell dir dabei ein Leben vor, in dem sich alle nur noch als Freunde begegnen. Falte das Blatt Papier nun so zusammen, wie Du kannst, stecke es in einen Briefumschlag und verstecke diesen in der Ecke einer Schublade, wo ihn niemand findet.

Wenn Du sicher bist, dass der Zauber gewirkt hat, musst Du das Papier auf jeden Fall verbrennen! Nun wirst Du Deine Ruhe haben.

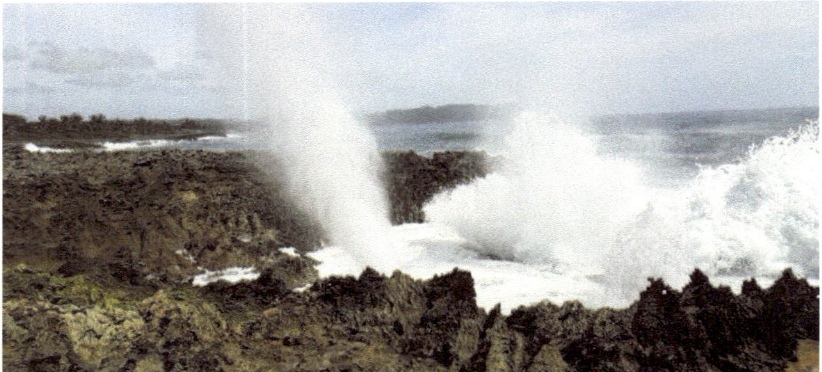

18.3 Sich von jemandem befreien

Damit dieser Zauberspruch wirkt, benötigst Du ein Kleidungsstück des Menschen, der Dich mit seiner Liebe verfolgt.

Schneide ein viereckiges Stück heraus, und zwar so groß, dass Du seinen Namen darauf schreiben kannst.
Zünde in einer Vollmondnacht eine rosenfarbige Kerze an und schreib den Namen des Menschen, der Dich so hartnäckig begehrt, auf das Stück. Kreide eignet sich dazu besonders gut.

Wünsche diesem Menschen alles Gute, verbrenne dann den Stoff mit dem Namen über der Kerze und sprich dabei folgende Worte: „Dieses Licht wird all die flammende Leidenschaft verbrennen, die (Name des Betroffenen) für mich empfindet. Er/Sie ist nicht mehr da, ich bin frei".

Die Kerze muss ganz herunterbrennen, bis sie von selbst erlischt.

Um den Zauberspruch zu vollenden, sollte der Kerzenstumpf mit dem Rest des Kleidungsstücks, aus dem Du das Viereck geschnitten hast, vergraben oder verbrannt werden.

18.4 Die richtige Entscheidung treffen

Du stehst zwischen zwei Menschen, die Du liebst, und musst unbedingt die richtige Entscheidung treffen. Dabei kann die Zauberkraft Dir helfen.

Nimm zwei Tulpenzwiebeln und kratz in die eine Zwiebel die Initialen des einen Verehrers, in die andere Zwiebel die Initialen des anderen.
Merk Dir, welche Zwiebel welchen Geliebten symbolisiert, und pflanze die beiden Zwiebeln nebeneinander in einen Topf, einen Blumenkasten oder in den Garten.
Die Zwiebel, die zuerst treibt, wird Dir sagen, welchen der beiden „Bewunderer" Du am meisten verdienst.

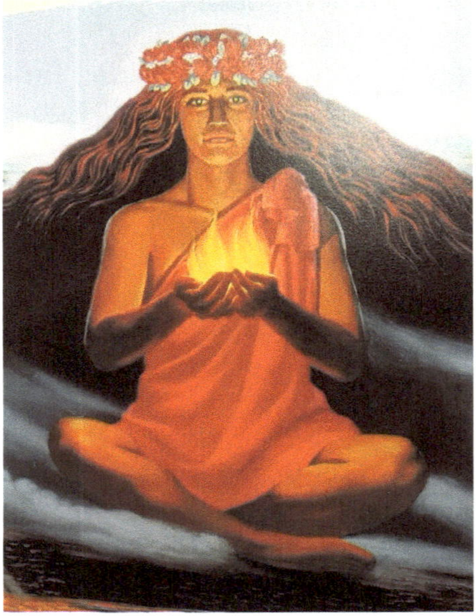

Hawaiianische Feuergöttin „Pele"

19. Ratschläge / Alte überlieferte „Weisheiten“

Zimt und Honig zum Beispiel bei Erkältung einnehmen!

Sehr geeignet für „nervige“ Vorgesetzte:

- Bonbons in einer Schüssel vom Mond bescheinen lassen, Kerze anzünden, neben die Schüssel stellen und mit Knoblauch einen imaginären Ring darum ziehen
- Laut sagen: „Wer Schlechtes verbreitet, der soll einen ebensolchen Atem haben!“
- Kerze ausblasen (damit wird der Zauber geerdet)
- Dann den „Opfern“ Bonbons davon anbieten 😊

<u>Und noch etwas: dieselbe Leylinie (Energiebahn), die durch Glastonbury geht, geht auch durch Karlsruhe</u>

Priesterin oder Priester oder Druide, … das bestimmt kein Mensch. Sondern die Göttin und/oder der Gott.

Wenn die Göttin oder der Gott ruft, dann wirst Du es wissen. Dann wirst Du wissen, dass Du diesen Schritt gehst. Dein Herz wird es Dir sagen. Wenn die Göttin Dich braucht und es an der Zeit ist, wirst Du es einfach wissen. Wenn Du es dann weißt, wirst Du es ansprechen. Einfach für Dich oder vor Deinem Altar oder im Wald … dann hast Du es angenommen.

Die Priesterweihe kann dann noch erfolgen, sie ist aber kein Muss, sondern ja eher eine Feierlichkeit, ein „Offiziellmachen“.

20. Sternentore

Sternentore gibt es überall auf der Welt. Das mir bekannteste Sternentor ist in Köln und befindet sich im Kölner Dom. Wo der Kölner Dom heute steht, soll laut Legende ein Kraftplatz der Kelten gewesen sein. Die Energie, die auf diesem Kraftplatz fließt, ist stark und für Arbeiten mit den Sternentoren perfekt geeignet.
Sternentore sind Öffnungen in andere Dimensionen und geben uns die Möglichkeit, in Form von Meditationen in die Vergangenheit, Gegenwart und Zukunft zu reisen.
Sie sind weiterhin die Verbindung zu unserem Ahnen und in verschiedenen Parallelwelten, die wir im *HUNA Celtic Healing* in der Hauptsache zum Energieaustauch zu Heilung und Reinigungszwecken benutzen werden.
Bei den Arbeiten mit Schülern in meinen Kursen fällt immer wieder auf, wie spezifisch die Energien auf die jeweiligen Schüler wirken.
Wenn man die Verbindung zu einem Sternentor eingeht, ist es in vielen Fällen vorgekommen, dass Schüler mit der Energie der Sternentore am Anfang überfordert waren. Viele Schüler sind in tiefste Emotionen geraten, von tiefster Traurigkeit bis hin zu unkontrollierten Freudenausbrüchen. Der Umgang mit den Energien der Sternentore muss langsam und sicher erlernt werden, man kann sich nicht einfach die Energien zu Nutze machen, ohne sich über die Konsequenzen seines Handels bewusst zu sein.
Im *HUNA Celtic Healing* arbeiten wir mit vier Sternentoren: dem Sternentor der violetten Energie, dem Sternentor der golden Energie, dem Sternentor Wasser und dem Sternentor Mutter Erde. Es gibt bestimmt noch weitere Sternentore, aber im *HUNA Celic Healing* habe ich mich auf diese vier Tore begrenzt, da ich zu diesen

Toren eine Verbindung habe und andere Tore sich für mich nicht geöffnet haben oder besser *noch nicht* geöffnet haben.

20.1 Sternentor der violetten Energie

Die Verbindung zu diesem Sternentor gelingt mir am besten über eine Meditation zum Tor hin. Ich reise in der Meditation ins Innere des Tores, bis ich je nach Ziel meiner Meditation auf der anderen Seite des Tores ankomme. Das Sternentor der violetten Energie benutze ich zur Reinigung des inneren Kinds, von Räumen, Kraftplätzen und von Gegenständen wie beispielsweise Amuletten.
Hier ein kleines Beispiel:
Zur Reinigung meiner Praxis verbinde ich mich mit dem Sternentor der violetten Energie, meine Reise führt mich zu einem Platz in einem Paralleluniversum, in dem sich meine Praxis in einem gereinigten Zustand befindet. Durch einen Energieaustausch mit Hier und Dort übernehme ich die Energie aus der anderen Welt in das Hier und Jetzt und reinige so meine Praxis. Negative Energien aus dem Hier und Jetzt auf meiner Seite des Sternentores werden nicht auf die andere Seite übertragen, sondern durch die violette Energie neutralisiert.

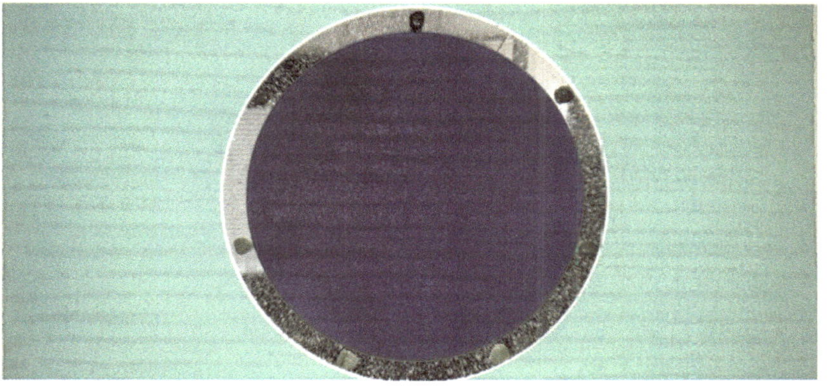

20.2 Sternentor der goldenen Energie

Die Verbindung zum Sternentor der goldenen Energie stelle ich direkt her, indem ich mich mit dem Tor verbinde und einfach in die goldene Energie eintauche.

Das Sternentor mit der goldenen Energie benutze ich zur Aktivierung der Heilung, dem Austausch von negativen Energien.

Auch hier ein kleines Beispiel:

Eine Klientin, die in meine Praxis kam, litt unter massiven Kopfschmerzen, die sich über den ganzen Tag und auch in der Nacht bemerkbar machten und immer wieder in verschiedenen Abständen auftauchten.

Durch den intensiven Austausch über das Sternentor der goldenen Energie, hatte sie das Problem in wenigen Tagen unter Kontrolle. Meine Klientin machte sich ganz einfach ein Bild vom Sternentor auf ihr Handy und immer wieder, wenn die Kopfschmerzen anfingen, öffnete sie das Bild und nahm einen Energieaustausch vor. Aber nicht nur dass ihre Kopfschmerzen weggingen, sie hatte auch noch einen kleinen Nebeneffekt erreicht.

Sie reinigte ihr Handy gleich mit von negativen Energien.

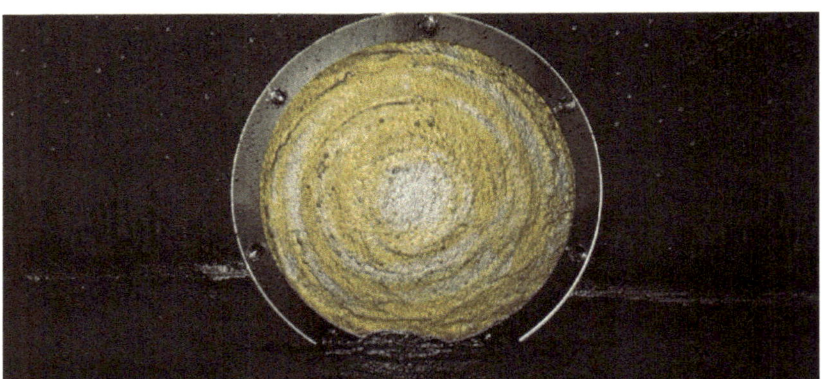

20.3 Sternentor Wasser

Die Verbindung zum Sternentor Wasser kann direkt, aber auch über Meditationen hergestellt werden. Mit dem Sternentor Wasser versuche ich in erster Linie Klarheit zu gewinnen und mich zu reinigen. Wasser ist der Grundstein des Lebens und somit für Entscheidungen in meinem Leben sehr wichtig. Ich benutze das Sternentor Wasser bei Entscheidungen, die mein Leben betreffen oder auch meine Zukunft beeinflussen können. Das Sternentor Wasser gibt mir immer ein Gefühl von Sicherheit und Wärme, ich arbeite sehr gerne mit dieser Art von Energieaustausch.
Durch das Sternentor Wasser kann man aber auch gezielt zu den Ahnen reisen, um sich Rat und Tipps zu holen.

Auch hier ein kleines Beispiel:
Es war wieder mal so ein Winterabend, alles dunkel und nass draußen, mir fehlte die Nähe von meiner Mutter plötzlich. Ich hatte das Gefühl, dass sie Kontakt suchte (sie war schon vor Jahren verstorben) und wenn ich ehrlich bin, ich wollte auch wieder ihre Energie fühlen, ganz einfach etwas Wärme tanken.
Also verband ich mich über eine Meditation mit dem Sternentor Wasser und besuchte meine Mutter in der Anderwelt (Welt der Ahnen).
Es war so schön und es fühlte sich so realistisch an, meine Mutter erschien in Begleitung meines Opas und wir begrüßten und umarmten uns. Es war so schön, dass man es nicht aufgeben wollte. Meine Mutter schickte mich dann wieder zurück und es war ein Gefühl der Trauer für einige Sekunden vorhanden, aber wie aus dem Nichts wurde mir klar, dass ich jetzt immer mal diesen Weg des Kontaktes gehen kann und das machte

mich sehr glücklich an diesem Abend.

An schlechten und einsamen Tagen reise ich gerne zu meinen Ahnen und es tut immer wieder gut.

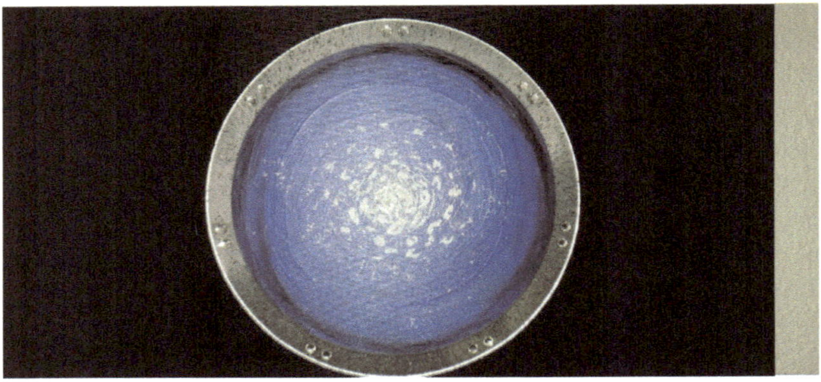

20.4 Sternentor Mutter Erde

Die Verbindung zum Sternentor Mutter Erde erreicht man am besten über eine tiefe und entspannte Meditation.
Mit diesem Sternentor arbeite ich, wenn ich meinen Halt mit Mutter Erde verloren habe, wenn ich nicht mehr im Mittelpunkt meines Lebens stehe oder wenn ich voller negativer Implantate auf meinem inneren Kind bin oder Ereignisse und Menschen in meinem Leben sich als Energieräuber entwickeln – das ist in dieser Zeit leider immer öfters der Fall. Man sollte immer darauf achten, dass die Verbindung mit Mutter Erde steht.

Auch hier ein kleines Beispiel:
Aus heiterem Himmel holte mich ein Ereignis, das über vierunddreißig Jahre zurücklag, wieder ein. Es hatte die

Kraft, mich komplett aus dem Gleichgewicht zu bringen und meine Energien fast auf null zurückzufahren. Nichts ging mehr, kein Licht am Horizont und auch keine Kraft mehr zu kämpfen oder zu reagieren. Durch die Kraft von Mutter Erde und die Reise durch das Sternentor Mutter Erde in das Innere von Mutter Erde bekam ich wieder Luft zu atmen und es gelang mir, mich langsam, aber sicher wieder zu erholen.
Es hat etwas gedauert, aber heute stehe ich dank Mutter Erde und Gott wieder voller Energie da und werde keinen negativen Energien freiwillig in meinem Leben Platz schaffen.

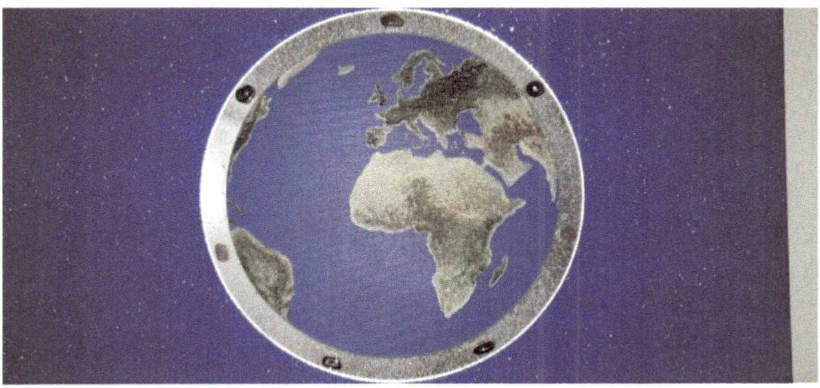

Hier noch einmal ein besonderer Dank an Ines Denk, die alle diese schönen Sternentor-Bilder in diesem Buch gemalt hat.
Liebe Ines, Deine Bilder sind die Liebe selbst und sie haben die Kraft des Lichtes!

(Info unter www.huna-oase.de)

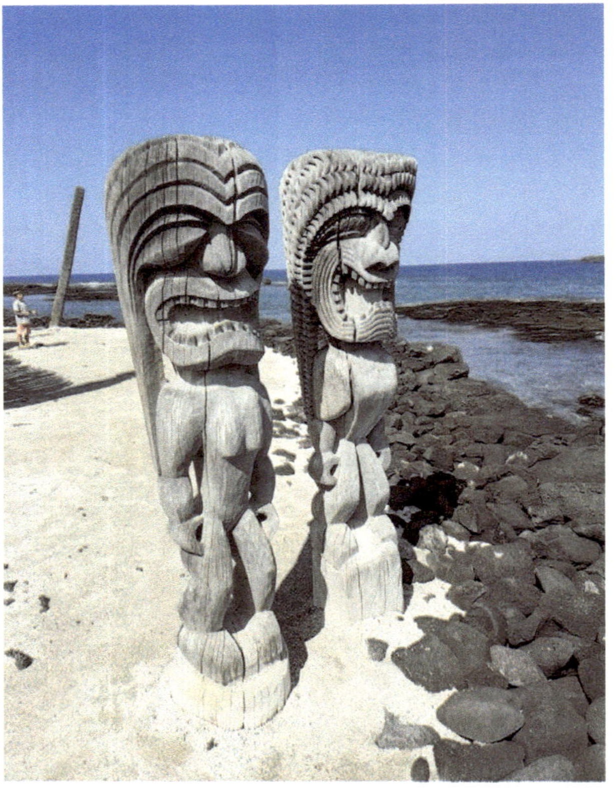

Hawaiianische Totems

21. Für Jochem, der Schamane, der Baum, mein Lehrmeister

Du bist ein imposanter Baum. Großherzig und kraftvoll begegnest du den Menschen. Kleinlichkeit oder Hinterlist sind dir fremd. Du bist begabt, enthusiastisch und liebenswürdig, aber dank deines gesunden Selbstbewusstseins, bist du deiner Großartigkeit auch bewusst. Du brauchst eine besondere Aufgabe, ein Ziel, auf das du hinarbeiten kannst. Über Geld redet man nicht, Geld hat man. Du kannst hart dafür arbeiten, aber wenn du es geschafft hast, zu Geld und Macht zu kommen, bist du großzügig und gibst gern. Du gehst aber nicht naiv mit Geld um: Du bist bodenständig, kannst gut planen und kalkulieren. Diese Eigenschaften, gepaart mit deinem Mut und großem Einfallsreichtum sorgen dafür, dass du schnell wieder auf die Sonnenseite des Lebens kommst, sollte es doch mal schattig werden.
Täglich siehst du viele Menschen, die, die von dir wissen, halten an und du spendest für Momente des Glücks Schatten zum Erholen. In deinen Ästen sind Heilkräfte und in deinem Herzen Hellsichtigkeit, dies ist deine Bestimmung. Du stehst alleine da, stolz deine Freiheit zu spüren und doch nicht einsam zu sein. Aber dich zu berühren ist sehr schwer, denn es ist fast unmöglich, an dich heranzukommen. Bevor du Kompromisse oder die tägliche Routine eingehst, bleibst du lieber alleine.
Du bist widerstandsfähig und vital. Da du so energisch deine Ziele verfolgst, könnte es allerdings Probleme mit zu hohem Blutdruck geben. Als Ausgleich solltest du viel schlafen und deine Lebensfreude mit Sport oder hin und wieder mit einem exklusiven Kurzurlaub, am besten auf dem Wasser oder am Wasser, stimulieren. Ines

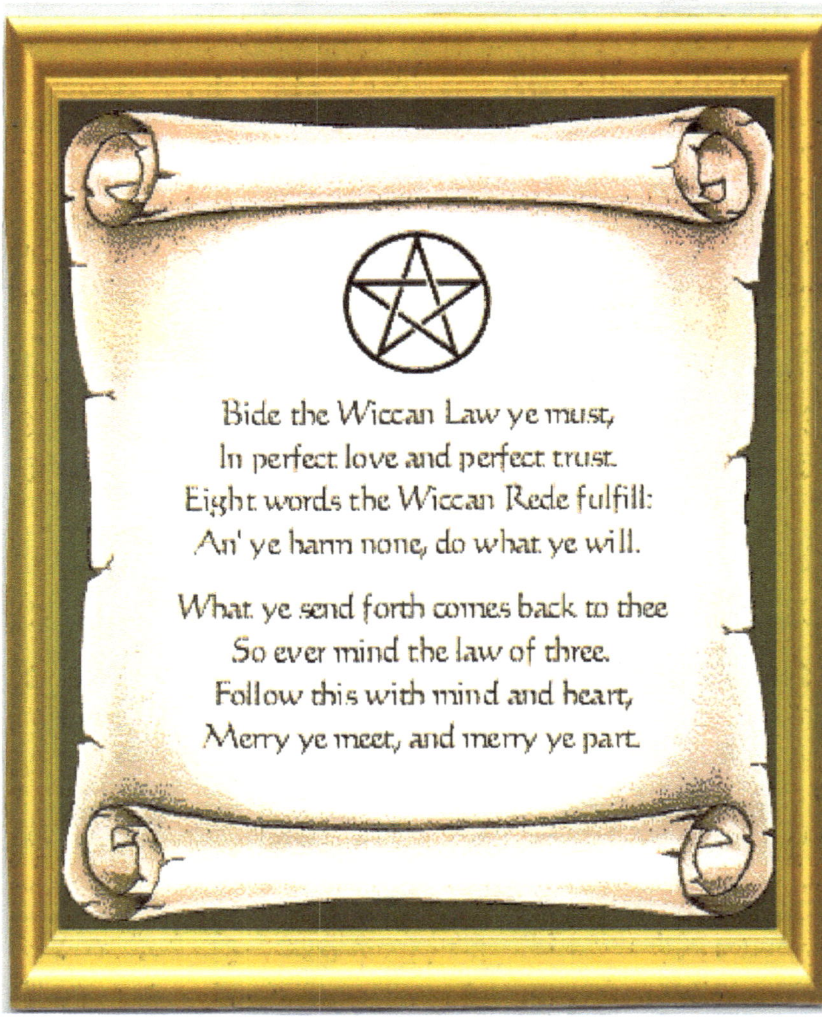
Bide the Wiccan Law ye must,
In perfect love and perfect trust.
Eight words the Wiccan Rede fulfill:
An' ye harm none, do what ye will.
What ye send forth comes back to thee
So ever mind the law of three.
Follow this with mind and heart,
Merry ye meet, and merry ye part.

Praxis
Jochem
Kalmbacher

Praxis für Quantenheilung und Reiki
Terminvereinbarung:
Mobil: 015129118822
Mail: kakalmbacher@web.de
Facebook: PraxisJochemKalmbacher

August Endell

Die Schönheit der großen Stadt

Verlag
der
Wissenschaften

August Endell

Die Schönheit der großen Stadt

ISBN/EAN: 9783957000750

Auflage: 1

Erscheinungsjahr: 2014

Erscheinungsort: Norderstedt, Deutschland

Hergestellt in Europa, USA, Kanada, Australien, Japan
Verlag der Wissenschaften in Hansebooks GmbH, Norderstedt

Cover: Claude Monet "Saint-Germain-l'Auxerrois Paris"

Verlag
der
Wissenschaften

Die Schönheit der großen Stadt

Von August Endell

Mit drei Tafeln

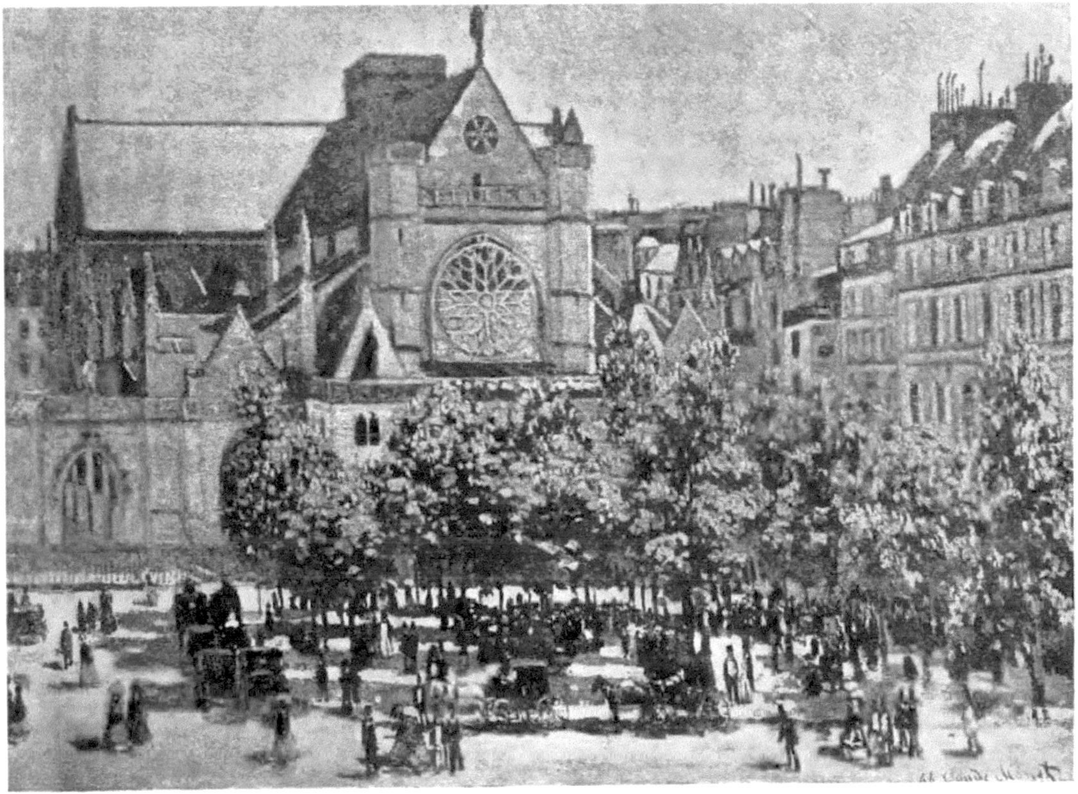

Claude Monet St-Germain-L'Auxerrois in Paris

Die Schönheit der großen Stadt

Dann konnte er sich fast mit einem kleinen Lächeln der langen Straßen in der großen Stadt entsinnen. In der großen Stadt, die vom Blut, vom Schweiß, vom Gehirn der Menschen lebte, die Millionen Opfer verschlang und alle, die zu ihr strömten, zu Gefangenen machte, sie auf immer in ihre Granitmauern bannte, sie erdrückte, auf ihnen herumtrampelte, sie tötete — die bei Tausenden wahnsinnige Hoffnungen erzeugte, und ein paar wenige — um hohen Lohn — die Zinnen erklimmen ließ, wenn ihr Haar sich schon lichtete und Blick und Herz gefühllos waren. Und die trotz allem und allem die große Stadt war, in der das Wunderwerk der Gegenwart erstand und lebte.

Henning Berger

Die Anklage gegen das Zeitalter.

Der Mangel an Idealen.

Von jeher haben die Menschen das goldene Zeitalter in die Vergangenheit verlegt, haben die Greise über die Entartung der Zeit gejammert, haben die Müden und Feigen ihre Untüchtigkeit mit bitteren Klagen über die Verderbtheit der Gegenwart bemäntelt. Aber man hat das nie recht ernst genommen. Erst in unseren Tagen will es scheinen, als ob diese Klagen lauter und eindringlicher würden, ja, als ob sie einen bedenklichen Einfluß auf unser Leben ausübten. Es gilt beinahe als selbstverständlich, das Heute zu schmähen; man schilt unsere Zeit degeneriert nervös überhastet, die Schnelligkeit der Automobile wird mit schöner Naivität der Hast des Lebens gleichgesetzt. Jede Tat eines Wahnsinnigen wird von guten Leuten, die von der Vergangenheit herzlich wenig und von den Krankheiten der Seele nichts wissen, ohne weiteres mit harten Worten der Zeit zur Schuld gerechnet. Und wenn ein Minister öffentlich erklärt, es fehle unserem heutigen Leben an allen Idealen, nur materielle Interessen gälten, niederer Egoismus, Genußsucht und Geldgier seien die einzigen Triebfedern des Handelns geworden, so steht niemand auf, der sich solchen Unsinn verbittet, sondern „alle ernsten" Männer nicken mit Trauermienen Beifall.

Die Ideale als Kinder der Notwendigkeit.

Nun ist solche Verurteilung in Bausch und Bogen schon an sich töricht, und mit einer toten, unwahren Moral kann man alles an den Pranger stellen. Natürlich gelten heute wie immer in erster Linie materielle Interessen. Des Menschen Aufgabe ist Erwerb, ob er nun will oder nicht. Und alle Ideale, die die Welt jemals geschaffen, sind Ideale, die diesem Erwerbsleben entspringen. Alle Tugenden, die wir kennen, haben nur einen Sinn unter erwerbenden Menschen. Selbst die scheinbar erdenfernsten: Mutterliebe, Güte, Zartheit, Mitleid, haben, soweit sie überhaupt Tugenden sind und nicht wundervolle Erlebnisse dem Ausübenden, nur Sinn innerhalb der harten Welt der Notwendigkeit, in der wir leben. Und gerade Mitleid, Güte und Liebe sind in unserer Welt nur ein Segen den Beschenkten, wenn Ernst, Beherrschtheit und unerbittliche Bestimmtheit sich ihnen beimischt. Die Notwendigkeit herrscht, und sie zwingt zum Egoismus. Man klage nicht mit frommem Schauder, daß Geld leider überall den Ausschlag gebe. Das Geld ist nur das Symbol der Notwendigkeit, die unser Leben umgrenzt, die unpersönlich allen menschlichen Erwägungen fremd, hart und niemals böse den Menschen zu Taten, zu einem reichen Leben drängt. Und es gäbe kein teuflischeres Geschenk, als was die Utopisten ersehnen, das sichere Auskommen für alle. Unsere ganze wunderbare Welt würde in Trümmer gehen. Alles entspringt der Notwendigkeit, dem „niederen" Triebe des Erwerbens. Auch die Kunst, die eine schwülstige salbadernde Anbetung heute so gern in den Himmel versetzt. Nur die Stahlhärte des Lebens konnte den spielerischen, müßigen Menschen zu der leidenschaftlichen Energie künstlerischen Schaffens erziehen. Alle Ideale sind erdgeboren, sie haben nur Sinn und Wert auf unserer Erde, in unserer Tätigkeit; alle Ideale aber, die über diese Welt hinaus führen wollen, bemänteln nur eine feige Furcht vor der Notwendigkeit.

Unsere Arbeitskultur.

Ohne Ideale ist ein Leben überhaupt nicht denkbar. Und wer sehen will, findet sie überall in dem Arbeitsleben unserer Tage. Schöpferische Erfindungskraft, zähe Ausdauer, bewunderungswürdige Konsequenz, kühne Planung und sorgfältigste Einzelarbeit gestalten ringsum eine bunte, reichbewegte

Welt, wie keine Zeit sie großartiger und tüchtiger gekannt hat. Wir haben allen Grund, froh zu sein, eine solche Arbeitskultur vor uns sich entwickeln zu sehen.

Unsere Genußkultur.

Allerdings in einem Punkte hat die Anklage recht: so stark und lebendig alles ist, was Arbeitskultur ist, es mangelt an Gestaltung, es fehlt an einer Genußkultur. Man leistet Glänzendes, wo es heißt Eisen zu walzen, Baumwolle zu spinnen oder Maschinen zu bauen. Aber wenn es gilt, aus dem Eisen Gebäude zu errichten, Gitter zu schmieden, aus dem Gespinst ein Gewebe herzustellen, mit der Maschine Gebrauchsgegenstände zu formen, da versagt die Gestaltungskraft. Man sieht sich ängstlich um nach fremden Kulturen und nach der Vergangenheit, um einen Anhaltspunkt für das eigene Formen zu gewinnen.

Die Abkehr vom Heute.

Wir schämen uns unserer eigenen Wünsche und Bedürfnisse. Aber wunderlicherweise sind hieran gerade die schuld, die mit tönenden Worten das Zeitalter beschimpfen und die Abkehr vom Heute predigen: die Romantiker jeder Art, die die Flucht zur Natur, die Flucht zur Kunst, die Flucht zur Vergangenheit als einzigen Ausweg verkünden. Sie sind es, die den Tätigen beirrt, die sein Leben zwiespältig und unsicher gemacht haben. Sie haben ihm vorgeredet, daß sein Tun günstigsten Falles eine traurige Notwendigkeit sei, und daß er wenigstens für die Feierstunden sich „Ideale" retten müsse. So haben sie das Leben zerbrochen, den Zusammenhang von Arbeit und Genuß zerrissen; die wundervolle Melodie unseres Arbeitslebens erklingt nicht, wo wir genießen, wo wir unsere Umgebung gestalten. Mit Surrogaten müssen wir uns begnügen, mit Imitationen, mit verfälschtem Altertum. Man nimmt uns die Einheit des Lebens, sucht unsere Sehnsucht, die einem durchaus gesunden Arbeitsleben entsprießt, mit hohlen Worten, mit süßlichen Phrasen und schalen Fälschungen zu betäuben und raubt uns so das Höchste: die Wahrhaftigkeit des Empfindens, die Reinheit.

Die Rückkehr zur Natur.

Mit zügellosen, hochmütigen Worten schilt man die Gegenwart, die Kultur überhaupt, und predigt die Rückkehr zur Natur. Als ob die Natur, die diese Oberflächlichen kennen, nicht ausschließlich von Menschenhand geformte Natur wäre. Als ob alle Kultur, alle Menschenarbeit nicht auch Natur wäre.

Man gerät in sentimentale Verzückung über den Staat der Bienen — die man im übrigen nicht von Wespen unterscheiden kann und deren Stiche man sinnlos fürchtet — aber die viel feiner und seltsamer gefügten Organisationen der Menschen erscheinen der Bewunderung unwert. Das Wort Natur wird zu einem Feldgeschrei, das jede Dummheit deckt. Man gibt vor, die Natur zu lieben, aber man gibt sich nicht die Mühe, sie wirklich zu kennen. Man sieht in ihr nur, was andere vorher gesehen haben. Man sieht sie durch die Brille der Literatur. Und man ist sittlich entrüstet, wenn Maler Schönheiten in ihr entdecken und darzustellen wagen, die blöde Augen nicht einmal nachträglich wahrzunehmen vermögen. Man liebt die Natur, weil sie einem nichts tut, weil man nichts von ihr will, nicht wie etwas, das man in mühsamen Kämpfen, in leidenschaftlichem Begehren errungen hat. So wird die Rückkehr zur Natur zu einer Flucht in eine künstliche, leere Phantasiewelt, die von Schwäche und Angst erfunden, weder Wahrheit noch Gesundheit, noch Erlösung zu geben vermag.

Die Flucht zur Kunst.

Man flüchtet zur Kunst! nicht zur lebendigen — sie würde sich einem Flüchtling aus dem Leben nie erschließen — sondern zu einer theatralisch aufgeputzten Kunst, zu einer überirdischen Kunst, die keinen Zusammenhang mit der Wirklichkeit hat. Man betet die Kunst an in Ehrfurcht, umgibt sie mit der gleißenden Gloriole übersinnlichen Wirkens, erhöht sie zur Religion — ohne Surrogate geht es anscheinend nirgends — und schadet ihr durch diese unsinnige Verhimmelung mehr, als die ärgste Barbarei vermöchte. Kunst ist ein Handwerk, ein Beruf wie jeder andere, sie schafft nützliche Werte durch ihre Wirkung auf das Gemüt, aber sie malt keine bessere Welt und keine papierenen Ideale. Sie hat genug zu tun, die Wunder dieser Welt immer aufs neue zu verkünden. Sie spiegelt dem Tätigen den Rhythmus, die Melodie seines Lebens. Aber die will man nicht hören. Schwüle Anbetung fordert Erhebung ins Unendliche, Schwäche und Prüderie eine süßliche Sittsamkeit, klügelnder Patriotismus ein prahlerisches Heldentum. Darum verabscheut man die neue werdende Kunst und flieht zu der alten, ehrwürdigen, die ein fremdes und darum besseres Dasein darzustellen scheint, deren Schönheit man zu stehlen versucht und zu unwürdigen Spielkomödien mißbraucht.

Die Flucht in die Vergangenheit.

Man flüchtet zur Vergangenheit! Nicht, daß man sie kennte und sie wahrhaft verehrte. Aus dürftigen Schulkenntnissen und fleißigem Theaterbesuch träumt man eine wunderlich verzerrte Welt zusammen, eine gezähmte, umgängliche Welt ohne Stachel, ohne Widerstände, ohne Leid, aber voll behaglich pathetischer Sensationen. Heute muß man Miete zahlen und im Bureau sitzen, aber in Athen ist man Perikles selber oder gar Phidias, und in Florenz wohnt man nicht kümmerlich im fünften Stock, sondern verkehrt intim mit den Medici. Damals war alles anders, damals galt der Tüchtige noch etwas, der Tapfere, der Vornehme. Zu jeder Zeit hätte man etwas leisten können, nur gerade heute wird die Tugend verkannt. Man weiß nicht, daß die Trümmer der Vergangenheit nur dem lebendig werden, der das Heute kennt, und daß wir keine Zeit so kennen können als unsere. Man weiß nicht, daß alles Wesentliche des Lebens im Wechsel der Zeiten unverändert blieb, daß der Kampf der Menschen, ihre Mühsal und ihr Glück, daß die Bilanzen des Lebens immer die gleichen waren, daß nur ein Tor und ein Schwächling das goldene Zeitalter vor oder hinter unserer Zeit suchen kann. Und daß nur dem das Glück entweicht, der feige den Notwendigkeiten sich entziehend, in einer Scheinwelt seine Aufgaben zu vergessen sucht.

Romantik ist die Todfeindin alles Lebendigen. Sie macht den Untauglichen hochmütig, sie verwirrt und hemmt den Tätigen, sie verfälscht Empfindung und Gefühl, züchtet Unaufrichtigkeit und Sentimentalität, verführt zu leeren Maskeraden, zu tönenden Prachtworten, die die Menge blenden, sie zerstört die Einheit des Seins, zerreißt den Zusammenhang von Sehnsucht und Leben, Ideal und Tat. Sie verdächtigt das Lebendige, sie vergiftet das Zutrauen des Menschen zu sich selbst und untergräbt das einheitliche, naive, klare, selbstsichere Handeln. Romantik.

Die Liebe zum Heute und Hier.

Es gibt nur eine gesunde Grundlage für alle Kultur, das ist die leidenschaftliche Liebe zum Heute und Hier, zu unserer Zeit, zu unserem Lande. Man redet so viel von Patriotismus. In maßlosen Worten wird Deutschlands Überlegenheit nach jeder Richtung behauptet: deutsche Denker, deutsche Dichter, deutsche Maler über alle anderen gestellt, und mit komischem Eifer jeder fremde Einfluß abgeleugnet oder wütend bekämpft. Als ob es darauf ankäme, als ob man seine Mutter liebte, weil sie die klügste und schönste Frau ist und nicht darum, weil man Der rechnende Patriotismus.

mit tausend und tausend unzerreißbaren Fäden an sie geknüpft ist, weil man sie genauer, feiner, intimer kennt als irgendeinen anderen Menschen. Was fängt denn der arme Patriot an, wenn ihm eines Tages klar wird, daß Shakespeare mehr ist als Goethe, daß die romanische Baukunst, die man heute die deutsche nennen möchte, aus Rom und Syrien stammt, oder daß die Franzosen Gemüt haben, auch ohne das Wort dafür zu besitzen. Wann wird die lächerliche Anmaßung aufhören, ganze Völker ethisch abzuurteilen und sich selber mit biederen Reden an die Spitze aller Lebenden zu stellen. Wir haben nicht viele Schriftsteller, die sich mit dem einzigen Balzac vergleichen könnten an Herz und Reinheit. Freilich scheinen bei uns viele das Herz für ein Kleidungsstück zu halten, das man nicht sichtbar genug tragen kann. Aber vielleicht lernt man auch bei uns, daß die Kühnheit, immer von dem eigenen Gemüt zu reden, mit Herz und Gemüt nicht gerade identisch ist. Werden wir nun unser Land weniger lieben, wenn uns der Ruhm genommen ist, einzige Inhaber echten Gemütes zu sein? Kann in diesen Dingen überhaupt etwas errechnet und gemessen werden. Wer will denn sagen, ob Kant und Bach mehr sind als Dante und Michelangelo. Würde unser Land nicht auch dann uns Heimat sein, wenn es karg und bettelarm in jeder Hinsicht wäre, wenn es keine schimmernde Vergangenheit hätte, wenn es nie einem Genie das Leben gegeben hätte.

Wer seine Vaterlandsliebe erst rechnend begründen, sie durch hochmütiges Verurteilen fremden Lebens und Wirkens stützen muß, der weiß nicht, was Heimat ist. Heimat ist eben nicht, wie man gewöhnlich annimmt, gleichbedeutend mit dem Land, in dem man wohnt, sondern dies Land mit seinem ganzen Leben in einem bestimmten Zustand, in einer bestimmten Zeit erlebt unter ganz persönlichem Gesichtswinkel. Jeder schafft sich seine Heimat. Und was für den einzelnen gilt, gilt auch für ein ganzes Volk: seine Heimat, das sind die gemeinsamen Stücke der Einzelwelten; es ist das, was die Gesamtheit als Umgebung, als gemeinsamen Untergrund ihres Lebens empfindet. Es ist nicht der Boden und seine im Laufe der Zeiten gewordene Gestalt, Landschaft und Städte, so wie sie sind, sondern so wie und so weit sie empfunden, erlebt werden. Darum kann dieselbe Umgebung verschiedenen Menschen sehr verschiedene Heimatsempfindung geben. Je stärker jemand Land und Zeit erlebt, um so reicher, weiter und eigener ist sein Heimatsgefühl. Darum

Die Heimat ein Erleben.

ist Heimat nichts Festes, Unwandelbares, sondern ein Werdendes, stetig sich Änderndes, und von unserem Leben und vor allem unserem Anschauen abhängig. Sie ist für jeden etwas vollkommen Einziges, mit nichts zu vergleichen und darum in ihrem Werte gegen die Heimat anderer nicht abschätzbar, so wenig wie man die Welt abschätzen kann. Und wenn Pessimisten es tun, so verfallen sie einem Irrtume, der dem naiven Menschen naheliegend und verzeihlich, einem Nachdenkenden nicht unterlaufen sollte. Dem um sein Leben Kämpfenden scheint jedes Mißlingen ein hartes Versagen des Schicksales, es ist begreiflich, daß er ein stetiges Gelingen ersehnt und ganz übersieht, daß ja nur das Versagen unseren Wünschen Stärke und Wert verleiht, daß Glück und Unglück gar nicht zu trennen sind, da sie erst in Gemeinschaft dem Leben Richtung und Bewegung geben. Nur die bedrängenden Ufer formen die Wasser zum Strome, nur die Notwendigkeit zwingt den leicht ermüdenden, spielerischen Menschen zu weitausschauenden, wohlgefügten Taten. Sorge und Qual formen erst das Glück, das ohne sie niemals als solches empfunden würde. Und was im Leben des einzelnen Sorge, Unglück bedeutet, das sind im Leben eines Volkes die Abgründe des

Lasters, der schmutzigen Not. Man geht so gern mit frommem Schauder daran vorbei und beklagt die Verderbnis der Zeit. Auch diese Klage ist nur Angst vor dem Leben, Romantik. Es ist so billig, sich rein zu dünken, weil man diesen dunklen Dingen aus dem Wege geht. Auch hier liegen neue Aufgaben. Auch hier gebiert Notwendigkeit die Tat. Und heute können wir helfen, dem Leid der Vergangenheit stehen wir mit gebundenen Händen gegenüber. Man kann an gewisse Momente früherer Zeiten gar nicht denken, weil Qual und Ohnmacht einen überwältigen. Heute ist aber auch das Schrecklichste Ansporn zum Wollen und Handeln.

Das Suchen der Heimat.

Leidloses Leben, leidlose Heimat mögen Kinder sich wünschen und solche, die nicht wissen, daß Leben Bewegung, Handeln, Erfülltsein ist. Der Tätige wird nicht kleinlich den Wert der Heimat errechnen wollen nach dem, was sie ihm gibt, sondern wird sie vor allem zu erleben trachten. Nur dem, der sich in sie vertieft, ist sie bunt und lebendig. Man muß zufassen können. Heimat ist kein totes Geschenk, das man bekommt, ob man es ersehnt oder nicht. Sie erschließt sich in Wahrheit erst dem Suchenden. Nur das Erlebte ist Heimat. Schon darum ist es so töricht, aus den Leistungen der Vorfahren einen

2

Nationalschatz begründen zu wollen. Bach, Kant, sie sind für die, die sie begreifen und empfinden, nicht für die, die in derselben Gegend geboren sind.

Die Unendlichkeit der Heimat.

Heimat will errungen sein. Erst vor dem Auge des Suchenden entsteht sie. Weil man nicht suchen will, tadelt man das Heute und Hier und flüchtet in die Zerrwelt des Traumes; weil man in Unkenntnis die Wirklichkeit zu klein, zu gering schätzt, geht man verbittert und böse an unermeßlichen Schätzen vorüber. Denn die Welt ist unendlich, nicht bloß in Raum und Zeit, im großen und kleinen, sondern in den Arten und Weisen, wie wir sie betrachten können. Immer haben die Menschen geglaubt, am Ende zu sein, nichts mehr erwarten zu dürfen, und immer hat ein wenig Suchen neue und aberneue Tore geöffnet. Immer wieder finden sich ängstliche Gemüter, die in frommer Demut warnen, zu weit zu gehen im Suchen, die warnen, den Geheimnissen, dem Unbekannten nachzuspüren, weil man so sich alle Freude an der Welt zerstöre. Welch kindliche Gotteslästerung! Als ob nicht gerade das die herrlichste Gewißheit wäre, daß die Welt nie und nirgend ein Ende hat, daß wir ungestraft jeden Schleier heben dürfen; immer werden dahinter neue Wunder, neue Geheimnisse verborgen liegen. Suchen hat immer nur bereichert, hat immer neue nie geahnte Schönheit enthüllt. Freilich nicht alles ist schön, was ist. Wir müssen auslesen. Die Natur fragt nicht nach unserem Sehnen, sie hat ihre Zwecke und Wege für sich. Aber das Erstaunliche ist eben, daß trotzdem, wo wir auch suchen mögen, überall überreiche Erfüllung geboten wird.

Die Heimat als Glück.

Darum bedeutet das Erringen der Heimat so namenloses Glück, eine so unendliche Bereicherung der Seele. Wer die Augen offen hat, nicht mit Vorurteilen und kleinlichen Motiven sucht, wer sich ganz hingeben kann an das Jetzt, an das Hier, dem wird die Heimat zu einem Wunder, bunter und reicher als irgendein Traum. Dem wird sie zur ewig kräftespendenden Mutter. Denn solches Schauen und Aufnehmen ist Glück, ist Stärkung, Erlösung und Gesundung. Denn solches Schauen ist eins mit der Tat, kein betäubender Traum, der weit hinwegführt und dann den Schläfer mit jähem Sturz ins wache Leben zurückwirft, sondern ein Erleben am hellen Tag, ein Sporn zum Leben im Jetzt und Hier.

Die Heimat die Grundlage der Kultur.

Darum ist solches Schauen der Heimat auch der einzige sichere Führer zu einer einheitlichen Kultur, zum Gestalten. Gestaltbar ist nur das Heute, und

2*

nur wer das Heute wirklich empfinden kann mit all seinen Möglichkeiten, seinen Ansätzen zur Entwicklung, seinen Bedürfnissen, nur der kann in Wahrheit gestalten. Die Kenntnis fremden und vergangenen Wollens hilft nicht weiter. Gotische Marktplätze und barocke Platzanlagen sind heute eine Maskerade. Nur wer den Rhythmus der heutigen Stadt fühlt, kann eine Stadt bauen so, wie wir sie brauchen.

Der Weg zur Heimat.

Vertiefung in die Heimat tut uns vor allem not, Erkenntnis ihres Wesens, lebendiges Fühlen ihrer Bewegtheit. Die Befreiung von allen kurzsichtigen, süßlichen Phrasen, die das Wort „Heimat" erniedrigt haben, ihm den starken Sinn geraubt haben. Die wahrhaftige Liebe zum Vaterland, die leidenschaftliche Liebe zum Heute und Hier. Der Weg dazu ist nicht leicht zu finden, denn die lauten Patrioten haben zu oft gerade das Wertvollste mit Schmutz beworfen und der Verachtung preisgegeben. Nur vorurteilsloses, eindringliches Schauen kann hier Führer sein. Nur immer neue Versuche, das Empfundene zu sagen, können helfen, die Verwirrung zu beseitigen und in diesen Dingen ein einheitliches, nationales Fühlen entstehen zu lassen.

Für einen kleinen Ausschnitt will ich es im folgenden versuchen.

Die große Stadt.

Die große Stadt, die sichtbarste und vielleicht eigentümlichste Frucht unseres heutigen Lebens, die augenfälligste, geschlossenste Gestaltung unseres Wirkens und Wollens, ist natürlich schon immer der Zielpunkt maßloser Angriffe gewesen. Die große Stadt erscheint als Symbol, als stärkster Ausdruck der vom Natürlichen, Einfachen und Naiven abgewandten Kultur, in ihr häuft sich zum Abscheu aller Gutgesinnten wüste Genußsucht, nervöse Hast und widerliche Degeneration zu einem greulichen Chaos. Sie verdirbt die Menschen, die sie mit trügerischen Lockungen an sich zieht, entnervt sie, macht sie schwächlich, egoistisch und böse. Man höhnt den Städter, daß er keine Heimat habe. Man schilt die unsägliche Häßlichkeit der Städte mit ihrem wüsten Lärm, ihrem Schmutz, ihren dunklen Höfen und ihrer dicken, trüben Luft. Man könnte solche Meinungsäußerungen auf sich beruhen lassen, wie so viele andere auch, wenn der Städter nicht selbst daran glauben wollte, wenn er nicht unter Heimat die niedrige Bauernhütte mit einem schimmernden Fenster im dämmernden Abend sich träumen wollte, die er so gut vom Theater her kennt; wenn nicht

Die große Stadt als Symbol des heutigen Verfalles.

Tausenden von Menschen durch solches Reden unnütz das Dasein verkümmert würde. Man kann es ja für ein erstrebenswertes Ziel halten, daß die Städte vom Erdboden verschwinden. Vorläufig aber existieren sie und müssen sein, sollte nicht unsere ganze Wirtschaft in nichts zerfallen. Hunderttausende müssen in Städten leben, und statt ihnen eine ungesunde, hoffnungslose Sehnsucht einzupflanzen, wäre es gescheiter, sie zu lehren, ihre Stadt erst einmal wirklich zu sehen und aus ihrer Umgebung so viel Freude, so viel Kraft, als eben möglich ist, zu schöpfen, sei es absolut genommen so wenig als es immer mag. — Man kann ohne weiteres zugeben, daß das Leben in unseren Städten anstrengender, ungesunder ist als in kleinen Orten und auf dem Lande. Man kann beklagen, daß der Städter dem Boden, den Pflanzen, den Tieren immer fremder wird und ihm damit viele Glücksmöglichkeiten genommen sind. Man muß auch eingestehen, daß unsere Gebäude zum größten Teil trostlos langweilig, unlebendig und dabei protzig und anmaßend aussehen, aber daraus ergibt sich einmal die Aufgabe, die Bauart unserer Städte entsprechend zu ändern, weiträumiger, anständiger, künstlerischer zu bauen, und die andere, rascher zu erfüllende, jene

Mängel durch anderes Genießen wieder wettzumachen.

Denn das ist das Erstaunliche, daß die große Stadt trotz aller häßlichen Gebäude, trotz des Lärmes, trotz allem, was man an ihr tadeln kann, dem, der sehen will, ein Wunder ist an Schönheit und Poesie, ein Märchen, bunter, farbiger, vielgestaltiger als irgendeines, das je ein Dichter erzählte, eine Heimat, eine Mutter, die täglich überreich verschwenderisch ihre Kinder mit immer neuem Glück überschüttet. Das mag paradox, mag übertrieben klingen. Aber wen nicht Vorurteile blenden, wer sich hinzugeben versteht, wer sich aufmerksam und eindringlich mit der Stadt beschäftigt, der wird bald gewahr, daß sie wirklich tausend Schönheiten, ungezählte Wunder, unendlichen Reichtum, offen vor aller Augen und doch von so wenigen gesehen, in ihren Straßen umfängt.

Die Stadt ein Märchen.

Wir bewundern staunend die Städte der Vergangenheit, Babylon, Theben, Athen, Rom, Bagdad: sie alle liegen in Trümmern, und keine noch so geschäftig starke Phantasie vermag sie wieder aufzubauen; aber unsere Städte leben, sie umgeben uns mit der ganzen Macht der Gegenwart, des Daseins, des Heuteseins. Und gegen ihre bunte

Die Stadt eine Heimat.

Unendlichkeit ist alle Überlieferung, sind auch die kostbarsten Trümmer tot, gespenstig und arm. Unsere Städte sind uns so unerschöpflich wie das Leben selbst, sie sind uns Heimat, weil sie täglich in tausend Stimmen zu uns reden, die wir nie vergessen können. Wie wir sie auch immer betrachten mögen, sie geben uns Freude, geben uns Kraft, geben den Boden, ohne den wir nicht leben könnten.

Die Stadt als Gestaltung.

Freilich in einem sind sie mit den alten Städten verglichen arm, sie haben keine Form, keine Gestaltung. Die Straßen sind breiter geworden, die Häuser höher und umfangreicher, aber man hat die rohe wirtschaftlich-technisch notwendige Form nicht lebendig zu machen verstanden. Die Straßen haben kein eigenes Wesen, keine ihnen eigentümliche Art und Charakter. Die Plätze sind leere Räume ohne Größe und ohne Form, die Häuser fügen sich den Straßen nicht ein, sind laut, aufdringlich und doch ohne Wirkung. Zwischen Haus und Straße findet sich kein Zusammenhang. So bedauerlich das ist, es kann nicht wundernehmen, wenn man bedenkt, daß in den letzten Jahrzehnten Technik, Industrie,

Handel alle Kräfte der beweglich schöpferisch Begabten aufgesogen haben, und daß erst heute, wo das Neuschaffen auf jenen Gebieten etwas zur Ruhe kommt, auch für die künstlerische Gestaltung Kräfte frei werden, die langsam beginnen, das bewußt zu gestalten, was bis dahin Zufall und blinde Notwendigkeit achtlos und ohne Liebe gehäuft hatten.

Die Stadt als Arbeitswesen.

Um so schöner aber ist die Stadt als Arbeitswesen, als arbeitendes Gebilde. An sich ist ja alle Arbeit wie alle Natur ohne Schönheitsabsichten und Zwecke. Arbeit zielt auf Erwerb und wird zunächst als schwere Last, als Mühsal und Ärger empfunden. Aber dem betrachtenden Auge ist die Arbeit wie alle Naturgebilde voll von der mannigfaltigsten Schönheit. In jeder Arbeit, auch der geringsten, kann Schönheit liegen. Leider kommt sie nur dem Arbeitenden, und auch dem nicht immer, zum Bewußtsein. Es ist oft eine sinnlich nicht greifbare Schönheit, oft nur eine Schönheit in der Vorstellung, in dem Gedanken, wie die Schönheit eines mathematischen Beweises, die im Rhythmus seiner Führung, nicht im Resultat liegt, wie die Schönheit eines genial

Gedankenschönheit.

ersonnenen und angewandten Experimentes, die Schönheit einer wissenschaftlichen Darlegung. Leider sind diese Dinge den meisten Menschen ganz unzugänglich. Der Fachmann empfindet sie wohl unbewußt, denn die Kraft dieser Schönheit trägt und erhält sein Leben, aber nicht immer ist er sich klar darüber, er weiß nichts von dieser Kraft und kann sie nicht anderen vermitteln. Es ist unendlich schade, daß diese Arbeitsschönheit, die in den Wissenschaften heimlich aufgestapelt liegt, so ganz unbenutzt bleibt, daß die beinahe kastenmäßige Abschließung der Wissenschaften den Zugang dem Laien unmöglich macht und elende Popularisierungen — um so ekliger, je „poetischer" sie gehalten sind — ihm ein ganz wertloses Scheinbild entwerfen. Wer sich einbildet, dem Laien Wissenschaft mit elenden Mätzchen mundgerecht machen zu müssen, der weiß nichts von ihrer Schönheit.

Handwerksschönheit.

Dasselbe gilt für Industrie und Handwerk. Wieviel Arbeitsschönheit bergen die Werkstätten und Fabriken einer Stadt. Wieviel klug ersonnene Handgriffe, Apparate und Maschinen, wie sinnvoll greifen die Arbeitsarten ineinander. Welch eine Fülle von Einbildungskraft, Phantasie, Klugheit und Konsequenz überall. Wen der wüste Lärm einer benachbarten Fabrik stört, der gehe doch einmal hinüber und lasse sich die Arbeitsstadien zeigen, die Maschinen erklären; er wird staunen über dies wunderbare Gedankengebilde, das dort unter Lärm, Staub und Schmutz sich verbirgt, und der Lärm wird für ihn einen Sinn bekommen; er wird die Stimmen der Maschinen scheiden lernen, das wüste Geräusch wird eine Sprache werden. Wie seltsam sind die Arbeitsbildungen selber, welch ein merkwürdiges Wesen ist eine Maschine, wenn man sich ihr inneres Wesen, das Arbeiten ihrer Teile einmal deutlich vergegenwärtigt. Die Wandungen des Zylinders, die ständig wachsendem und fallendem Druck zu begegnen haben, die Ventile in ihrem unablässigen Hin- und Herspielen, die Fundamentplatte, mit schweren Bolzen an die Mauernfundamente gebunden und in ihrer schweren Masse alle Stöße und Vibrationen der bewegten Teile sicher auffangend, welch eine Welt von Kräften und innerer Bewegung. Oder eine eiserne Brücke, aus Hunderten arbeitender Glieder gefügt, alle ihrer Stärke entsprechend beansprucht, unter jeder Belastung sich leise dehnend und danach wieder elastisch sich zusammenziehend, die Hauptteile beweglich gegeneinander, das Ganze spielend in stählernen Gelenken und auf Rollenwagen verschieblich unter dem Einflusse der Lasten, der Sonne, der Kälte, in leisem kaum sichtbar pendelndem Dehnen und Zusammenziehen. Es hat einen seltsamen Reiz, so in Gedanken das heimliche Leben dieser Ungeheuer nachzufühlen. Freilich, all das ist nur dem begreiflich, der wenigstens etwas von Aufbau und Konstruktion dieser Dinge weiß. Darum sollte oft und viel von dieser Arbeitsschönheit die Rede sein, sollten Fachleute in verständlicher Sprache — und man kann alles, auch das Schwierigste einfach und verständlich ausdrücken — ihre Arbeit klarlegen. Dem Fachmanne wird es ein Genuß sein, das eigene Tun einmal als künstlerisches Gebilde zu betrachten, dem Draußenstehenden aber wird das immer wieder zum Bewußtsein bringen, daß es neben seiner Welt noch tausend andere gibt. Die Last des Lebens wird damit freilich nicht geringer, wohl aber die Kräfte größer, sie zu tragen.

Die Schönheit der menschlichen Ordnungen.

Und vielleicht sind diese technischen Gebilde noch nicht das Großartigste, das das Arbeitsleben einer Stadt birgt. Das Zusammenwohnen vieler Menschen bringt mit Notwendigkeit tausend ordnende Organisationen hervor. Wie die Bienen zwischen ihren heißen Körpern in dichtem Schwarm ohne Absicht das Wunder der sechseckigen Zellen erzeugen, so entstehen unter den dichtwohnenden Menschen einer

Stadt alle diese merkwürdigen Gebilde, die den Verkehr, das Zusammenleben, die gegenseitige Abhängigkeit zu Ordnungen formen. Es wäre eine verlockende Aufgabe, zu schildern, wie die Notwendigkeit die Menschen zwingt, ihre Beziehungen zu regeln, und welche Schönheit in diesen Ordnungen liegt. Schon die Organisation der größeren Geschäfte, ihr Aufbau, ihre Konstruktion, ihr Arbeitsgang, ihre Buchführung, ihr Kontrollsystem sind merkwürdig genug. Man könnte sie mit Kristallformen vergleichen, so reinlich sauber, konsequent und durchsichtig ist ihre Form gebildet. Die Notwendigkeit duldet nichts Überflüssiges und zwingt den Menschen zur Klarheit. Noch verzweigter, reicher sind die Organisationen des Staates und der Städte, auch sie nur Naturgebilden vergleichbar in ihrer Einheitlichkeit, ihrer stetigen Erneuerung und Fortentwicklung. Freilich empfindet man sie gewöhnlich nur als lästige Übel, die Reibungsstellen sind natürlich am deutlichsten, und es ist gerade das Nichtfunktionierende, das Überlebte, das in den täglichen kleinen politischen Kämpfen sichtbar wird und beseitigt werden soll. So kommt das Ärgerliche am meisten zum Bewußtsein, und da diese Organisationen so unendlich weitläufig sind, ist nur wenigen der Überblick gegeben, und auch denen kommen nicht immer die Schönheiten der Formen zum Bewußtsein. Und ganz selten findet sich ein Jurist oder ein Verwaltungsfachmann, der sich die Mühe nimmt, auch dem Laien einen Einblick in diese seltsam reichen Gebilde zu geben.

Arbeitsschönheit.

So bleibt die Arbeitsschönheit viel zu sehr verborgen, sie ist ein wichtiges Element in jedes einzelnen Leben, aber sie ist dem Laien nicht greifbar deutlich genug, nur dem sichtbar, der sich die Mühe nicht verdrießen läßt, sich durch trockene und geheimnisvolle Nomenklatur, durch verschleierte Darstellung hindurchzuarbeiten und so einen Ausblick in diese Welt zu bekommen. Gemeinverständliche Darstellungen könnten hier unendliche Reichtümer erschließen. Es kann kaum wertvollere Leistung geben als die, das Arbeitsleben der einzelnen Berufe verständlich zu machen, seine Schönheit lebendig fühlbar werden zu lassen. Solch Wissen gäbe unserer Kultur Einheit, Zusammenhang im Arbeiten, Schwung und Begeisterung für die gemeinsame Leistung.

Die Stadt als Natur.

Zu dieser verborgenen Schönheit, die nicht zu den Sinnen spricht, die nur dem zugänglich ist, der mit seinem Vorstellen, seiner denkenden Einbildungskraft den Arbeitsgebilden fühlend nachgeht, gesellt sich als zweite die Schönheit der Stadt als Natur. Das mag befremdlich klingen, eben weil diese Schönheit fast immer übersehen wird, weil man gar nicht gewohnt ist, eine Stadt so anzusehen, wie man die Natur, wie man Wald, Gebirge und Meer ansieht.

Die Stadt der Geräusche.

Es ist so wunderlich: das Krächzen der Raben, das Wehen der Winde, das Brausen der See scheint poetisch, scheint großartig und edel. Aber die Geräusche der Stadt scheinen nicht einmal der Aufmerksamkeit würdig, und doch bilden schon sie allein eine merkwürdige Welt, die auch dem Blinden die Stadt als ein reich gegliedertes Wesen erscheinen lassen muß. Man muß nur einmal hinhören und den Stimmen der Stadt lauschen. Das helle Rollen der Droschken, das schwere Poltern der Postwagen, das Klacken der Hufe auf dem Asphalt, das rasche scharfe Stakkato des Trabers, die ziehenden Tritte des Droschkengaules, jedes hat seinen eigentümlichen Charakter, feiner abgestuft als wir es mit Worten wiederzugeben vermögen. Wir unterscheiden, ohne recht zu wissen wie, sicher die Gefährte voneinander, wir brauchen die Augen nicht dazu. Diese Geräusche sind uns vertraut wie alte Bekannte. Oft freilich allzu laut, betäubend in nächster Nähe. Aber fast immer schön, wenn sie sich entfernen und allmählich leiser werdend in der Ferne verklingen. Wie lustig klingen die rollenden Räder, wie wunderlich plötzlich wirkt ihr Verstummen, wenn eine Querstraße den Wagen aufnimmt. Wie eindringlich tönen die hallenden Schritte einsamer Fußgänger. Wie flüchtig leise, beinah zierlich wirkt das Gehen vieler Menschen in engen Straßen, wo selten ein Wagen hinkommt, wie man es etwa in der Schloßstraße in Dresden oft hören kann. Wie gedämpft leidenschaftlich das Schieben und Schurren wartender Mengen. Wie vielfältig sind die Stimmen der Automobile, ihr Sausen beim Herannahen, der Schrei der Huppen, und dann, allmählich hörbar werdend, der Rhythmus der Zylinderschläge, bald rauschend, bald grob stoßend, bald fein in klarem Takte, metallisch klingend. Und schließlich ganz in der Nähe die Sirenentöne der Räder, deren Speichen die Luft schlagen, und das leise rutschende Knirschen der Gummireifen. Wie heimlich klingt das tiefe Summen der Transformatoren, die in den Anschlagsäulen verborgen, mit kaum hörbaren Tönen uns berühren, wie ein Hund leise seinen Herrn mit dem Kopfe von hinten berührt. Wie wundervoll braust der satte, dunkle Ton einer Trambahn in voller Fahrt, rhythmisch gegliedert durch das schwere Stampfen des Wagens, dann allmählich hineinklingend das harte Schlagen auf den Schienen, das Klirren des Räderwerkes, das Schlirren der Rolle und das lang nachzitternde Zischen des Zuführungsdrahtes. Stundenlang kann man durch die Stadt wandern und ihren leisen und lauten Stimmen zuhören, in der Stille einsamer Gegenden und dem Tosen geschäftiger Straßen ein viel verschlungenes seltsames Leben spüren. Es fehlen die Worte, den Reiz all dieser Dinge zu sagen.

Die Stadt als Landschaft.

Ist so die große Stadt schon dem Hörenden ein bewegtes, reich gegliedertes Wesen, so schenkt sie unerschöpflich dem Sehenden, die Stadt als Landschaft, als buntes, ewig wechselndes Bild gibt einen Reichtum, eine Fülle, die lange Reihen von Menschengeschlechtern nie erschöpfen werden. Und wenn das heute den wenigsten fühlbar ist, so liegt das einfach daran, daß wir Menschen uns den Zugang zu jedem Genuß erst erkämpfen müssen, daß alle Schönheit, die wir kennen, erst allmählich im Laufe der Jahrtausende gefunden worden und so langsam ein unverlierbares Kulturgut geworden ist. Unsere großen Städte sind noch so jung, daß ihre Schönheit erst jetzt entdeckt wird. Und wie jedes Kulturgut, jede neue Schönheit zunächst befremdet, Mißtrauen und heftiger Beschimpfung begegnet, so auch hier. Die Zeit, die die riesenhafte Vergrößerung der Städte hervorbrachte, gebar auch die Dichter und Maler, die ihre Schönheit zu empfinden begannen, und aus dieser Schönheit ihre Werke aufbauten. Aber man hat sie mit einer Flut von Verdächtigung, Schmähung und moralischer Entrüstung überschüttet; man verdammt sie, weil sie in den Schmutz der Straße herabgestiegen sind, und ahnt nicht, welche Ehrung man ihnen damit erweist. Denn eben das wird man diesen Künstlern nie vergessen können, daß sie dort, wo die Menge verachtend und schaudernd vorbeigeht, im Schmutze der Straße, im Gewühl härtesten Egoismus, rücksichtslosesten Erwerbens Schönheit, Größe und Zartheit fanden. Und weil dieses Entdecken und Streben noch immer mißverstanden wird und von Kurzsichtigen wütend als lasterhaft und landesverräterisch bekämpft wird, will ich von dieser Schönheit ausführlich sprechen, zumal die Sprache reicher ist an Worten für die sichtbaren Dinge und sich diese Welt eingehender beschreiben läßt, als die nur hörbare.

Vom Sehen und der sichtbaren Welt.[1]

Zunächst aber möchte ich versuchen, eine Reihe Mißverständnisse zu beseitigen, welche das Eindringen in diese Schönheit oft hoffnungslos zu erschweren scheinen. Man nimmt naiverweise an, daß jeder Mensch sieht wie der andere, und daß daher, wenn zehn Menschen ein Ding betrachten, und zehn ganz verschiedene Eindrücke haben, dies ausschließlich Folge ihres verschieden gearteten Geschmacks sei. Man nimmt an, die Bilder der Dinge spazieren ganz und ohne Hindernisse durch die Netzhaut in die Seele. Und dieser Irrtum, der in der Erkenntnistheorie schon eine bedenkliche Rolle spielt, Das Sehen.

[1] Im Jahre 1905 habe ich in der Neuen Gesellschaft auf Veranlassung ihres Herausgebers Dr. H. Braun eine Reihe kleiner Aufsätze veröffentlicht, die als Ergänzung zu den obigen Ausführungen dienen mögen: Vom Sehen. Abendfarben. Frühlingsbäume. Baumkronen. Der Potsdamerplatz in Berlin. Eindruckskunst. Bd. I 1905. Heft 4, 7, 8, 10, 12 und 23.

3*

ist in der ästhetischen Betrachtung beinahe noch verderblicher. Gewiß, auf die Netzhaut kommt ein vollständiges Bild des Gegenstandes, aber die Netzhaut ist verschieden empfindlich, am gelben Fleck im höchsten Maße, von da nach den Seiten immer mehr abnehmend. Um also einen Gegenstand vollkommen zu sehen, müssen wir alle seine Teile auf den gelben Fleck bringen. Das dauert nun ziemlich lange, zumal beim Auffassen plastischer Dinge noch die Notwendigkeit hinzutritt, den Standpunkt mehrfach zu wechseln. Wenn wir nun alles so genau betrachten wollten, wäre ein Leben überhaupt nicht möglich. Und der Mensch sieht infolgedessen für gewöhnlich niemals so genau. Es kommt hinzu, daß uns das Wahrnehmungsbild an sich ja nicht interessiert, sondern sein Gegenstand, der etwas ganz anderes ist und erst aus den Wahrnehmungsbildern von der Seele geformt wird. An einem Tisch interessiert mich zunächst nur, daß eine Platte da ist in einer bestimmten Höhe über dem Boden, die Beine nur insoweit, als ich mich daran stoßen könnte, und etwa noch die Schublade. Um über diese Dinge ins klare zu kommen, genügen ein flüchtiger Blick und ein paar tastende Griffe mit Hand und Fuß. An einem Messer interessiert mich Griffende und

Gegenständliches Sehen.

Schneidenseite usf. Kurz, unser Sehen dient uns im praktischen Leben ausschließlich zur Orientierung, wir sehen von dem großen Kreis des Sichtbaren nur das, was für unseren Wollensverlauf von Wichtigkeit ist, und alles übrige bleibt ein vager Eindruck, der bald vergessen wird. Auch die Stücke und Teile, die wir genauer ansehen, werden nur sehr unvollständig aufgenommen. Jeder weiß genau, wo die Haustür in seinem Hause sitzt, wo Klinke und Klingel sich befinden, aber wie die Türe im einzelnen gearbeitet ist, ihre Farbe, die Form der Glasscheiben, das alles bleibt ziemlich ungesehen. Das Kind bringt einen guten Teil seiner ersten Jahre damit zu, sich vom Zuviel der Gesichtseindrücke zu befreien, und sie auf die lebenswesentlichen Punkte zu verringern.

Das Sehen als Genuß.

Es hat daher auch sehr lange gedauert, bis die Menschen entdeckten, daß das Sehen als solches Vergnügen macht. Man hat früh angefangen, das Sichtbare wiederzugeben, aber das tat man lange Zeit nur um des Dargestellten willen, weil man das lebendige Ding liebte, den Helden, das Pferd, nicht weil man wußte, daß die Formen des Pferdes als solche schön sind und Freude erregen. Natürlich hatte sich schon immer diese Freude am Sichtbaren in die Liebe zum Ding gemischt. Aber erst indem man sie darstellte, begann man zu fühlen, daß die Form allein, abgesehen von allem Objekt der Darstellung, etwas Wundervolles sein kann. Im Laufe der Jahrhunderte wurde das immer deutlicher. Den Künstlern natürlich zunächst. Aber erst in unserer Zeit fängt man allmählich an, bewußt einzusehen, daß Form und Farbe ihre Schönheit nicht von dem Gegenstande borgen, ja daß ihnen eine Schönheit zukommt, die im Gegenstand gar nicht empfunden wird, solange er nur mit praktischen Zwecken betrachtet wird, und daß eben erst ein künstlerisches Sehen dem Gegenstand die Schönheit gibt, die in Form und Farbe, abgesehen von allen dinglichen Beziehungen lebt. Wer Bismarck malt, gibt die Erinnerung an den einzigen Mann und schon damit Freude, aber daneben steht die Freude an Form und Farbe, an Kopf, Mund und Augen, die auch dem bleibt, der nichts von Bismarck weiß. Und nur diese Freude ist die künstlerische. Unfähige werden immer ihren Mangel an Kraft, Schönheit zu geben, durch gegenständliche Beziehungen zu verdecken suchen. Aber das ist ein Betrug, der nur kurze Zeit wirksam sein kann. Mit der Zeit schwindet meist das Interesse am Gegenstande, während die rein sichtbare Schönheit unvermindert bleibt. Die Dogen, ihre Kämpfe, ihre Klugheit und Größe sind fast vergessen, nur mühsam vor dem inneren Auge aufzubauen, aber der Dogenpalast lebt wie am ersten Tage.

Die Welt des Sichtbaren.

Das Gesichtsbild spielt also im Leben nur eine dienende Rolle, erst der Künstler machte es zum Mittelpunkte seines Arbeitens und erkannte seinen Wert für unser Fühlen; und indem er es wiedergab, brachte er dem Menschen Kunde von einer zweiten Welt neben und zwischen der Welt der Gegenstände, von der Welt des Sichtbaren.

Nicht Technik, sondern Schönheit.

Leider hat man nun dies Verhältnis ganz und gar verwirrt dadurch, daß man zur Erklärung moderner Bilder sagte: Beim Bilde kommt es nicht auf das Was an, sondern auf das Wie, die Art der Technik, des Malens sei die Hauptsache, mache ein Bild erst wertvoll. Man wollte dadurch das wirkliche Verhältnis ausdrücken, aber diese bestechende Antithese verdarb durch ihre Schiefheit alles, machte den Außenstehenden den Zugang zu dem neuen Sehen erst recht unmöglich. Es handelt sich gar nicht darum, daß Manet Spargel in einer wunderbar vollendeten Technik malte, sondern daß er entdeckte, daß ein Spargelbund, das bis dahin nur als eßbarer

Gegenstand betrachtet wurde, ein kleines Wunderreich der zartesten, herrlichsten Farben ist, so schön und so reizvoll als die duftigste Blume, als die schönste Frau. Er entdeckte, daß neben und in dem bekannten Etwas ein ganz anderes Etwas, dem Auge allein erreichbar, liegt, und darum versuchte er es zu malen. Kurz, es handelt sich nicht um was und wie, sondern um was und was, um Gegenstand unseres Denkens und um Wahrnehmungsbild. Die Menschen beachten dies letzte gewöhnlich nicht, weil ihr Wollen, ihr Interesse sie weiter treibt, darum entging ihnen diese Schönheit, dieser Reichtum, und daher konnten sie auch ihren Spargel (den Gegenstand) in Manets Spargel (dem Augenbild) nicht wiedererkennen. Manet hatte nur gesehen den Spargel mit der Luft darüber und den Schatten, die anderen hatten nur eßbare Spargel gesehen ohne Farbe, ohne Schatten, ohne Luft, weil man das alles nicht essen kann. Und erst langsam konnte das Mißverständnis begriffen werden, konnte eingesehen werden: wir sind unermeßlich reich, neben der Welt der Gegenstände, die wir kennen, steht eine zweite, die Welt des Sichtbaren. Und so kam es, daß jenes Bild den einen eine Offenbarung, der Beginn eines neuen reicheren Lebens war, den anderen ein Spott, eine Lächerlichkeit.

Das Sehen durch die Oberfläche zum Gegenstand.

Die Menschen zersehen eben gewöhnlich das Sichtbare, zerlegen es, zerstückeln es, nehmen Teile daraus, betrachten jenes flüchtig, dies genauer und ein drittes bis in die letzte Kleinigkeit, je nach ihrem praktischen Interesse. Daher zerrinnt ihnen die sichtbare Schönheit, sie haben keine Aufmerksamkeit für sie, und darum fragen sie unwillkürlich vor jedem Kunstwerk: was stellt es dar? Denn sie können nicht begreifen, daß es außer Gegenständen noch „sichtbare Dinge" geben könne. Man pflegt amüsiert zuzuhören, wenn ein Dienstmädchen mit glühenden Wangen vom Theater kommt und von der Schlechtigkeit oder der Tapferkeit eines Schauspielers erzählt. Es bleibt nicht an der Oberfläche der Kunst, sondern sucht sie zu durchdringen, sucht durch den Schauspieler, der nur die schöne Erscheinung des Menschen spielt, zum Menschen selbst zu dringen, und zerstört so das Kunstwerk. Aber der über solche Naivität lächelt, begeht dieselbe Torheit vor Bildern, wenn er vor allem nach dem Gegenstand fragt, absolut wissen will, wo denn die Brücke endige, und ob jener helle Fleck im Wasser ein Vogel oder ein Stück Papier sei. Auch er sucht, unter die Oberfläche, hinter die Erscheinung zu dringen zu den Gegenständen, die er allein aus seinem Leben kennt. Auch er glaubt, ganz naiv, daß nur sein praktisches Leben Wert und Existenzrecht habe.

Die Geistigkeit des Sichtbaren.

Er vermißt das Geistige, das Ideale, das er sich nur begrifflich denken kann, und ahnt nicht, daß das Sichtbare als seelisches Erlebnis natürlich genau so geistig, genau so ideal, genau so wertvoll ist, als jede andere große Erregung der Seele. Auch hier ist das Wesentliche überall nicht das Objekt, sondern das Gefühl, die Erregung, die es hervorruft.

Alles Gut unseres Lebens, unser Glück bilden die großen Freuden, die Gefühlserregungen, die die Höhepunkte unseres Handelns, unseres Lebens begleiten. Im Gefühl liegt die Wertung aller Objekte, alles Geschehens. Es ist nun leicht begreiflich, daß der, der dieses Glück nur im Erleben der praktischen, gegenständlichen Welt empfunden hat, es für nötig hält, daß jedes Kunstwerk seinen Wert nur durch eine Beziehung, durch eine Erinnerung an diese Welt sich borgt. Er übersieht, daß die Welt des Sichtbaren genau wie die praktisch erlebte Welt unmittelbar Gefühle hervorruft, also auch unmittelbaren Wert hat, unmittelbar Freude, Glück, Lebenserhöhung, Ideal bedeutet.

Der Zugang zur Welt des Sichtbaren.

Freilich kann nur der dazu gelangen, der wirklich sieht, der sich dem Sichtbaren so unbedingt restlos hingibt, wie man sich seiner Arbeit, seinem

Wollen, seiner Liebe hingibt. Wie nur dem, der sich mit ganzer Seele, mit ganzem Gemüt einem Wollen ergibt, große Dinge gelingen können, so erschließt sich die Wunderwelt des Sichtbaren nur dem leidenschaftlich sie Ergreifenden. Nur dem, der gelernt hat, sie aufzuspüren, der Erfahrung und Ausdauer genug hat, ihr nachzugehen. Denn das Genießenkönnen versteht sich so wenig von selbst wie das Arbeitenkönnen. Unendlich lange haben die Menschen gebraucht, bis sie so viel sehen konnten, als uns heute als selbstverständlicher Besitz überliefert wird.

Die Entdeckung der Welt des Sichtbaren.

Es ist vielleicht das erstaunlichste Wunder im Aufbau unseres Lebens, daß das, was scheinbar ein Unglück, ein mißgünstiges Geschick unsere ursprünglichen Zwecke behindert, von unseren ersehnten Zielen uns abbringt, daß eben dies der Beginn neuen, ungeahnten Erlebens ist. Wir ziehen immer aus wie Saul, des Vaters Eselinnen zu suchen, und finden Königreiche. Als der Mensch darzustellen begann, hatte er nur die Absicht, die Menschen und Dinge, die in seinem Willensleben ihm lieb waren, wiederzugeben, sich an sie zu erinnern. Und er zeichnete zunächst primitiverweise nur das gegenständlich Wesentliche, aber bald entdeckte er im Abbilden, daß es an dem ihm nur gegenständlich Bekannten noch viel mehr zu sehen gab, und die Freude an diesen Sichtbarkeiten begann, zunächst die Freude an dem, das dem Gegenständlichen am nächsten verwandt ist, an der Form. Die plastische Form, die sich sehen und tasten läßt, aber gewissermaßen ohne die Zufälligkeiten der Stellung, die eben gegenständlich nichts besagen: in steifer Haltung, streng symmetrisch, aber mit allen Details der Kleidung, der Abzeichen, die lebenswichtig waren. Welch ein weiter Weg von dem schüchtern vorgestellten linken Fuß des Apolls von Tenea bis zu den Figuren Michelangelos, bis zur Freude an Überschneidung, Verkürzung, an ungewöhnlichen Stellungen und Ansichten, die im Notwendigkeitsleben nichts bedeuten. Und dann wieder, welch ein Sprung von der plastischen Empfindung der Florentiner zu den Farbenträumen der Venetianer, zur Freude am Schatten, an Lichtkanten, an Farbenbrechung, an räumlichen Massen. Und dann, der weite Weg von Venedig über Velasquez und Goya, über Frans Hals und Rembrandt zu den modernen Franzosen, zu Manet und Monet, Cézanne, Degas und van Gogh. Hier erst vollendet sich die Loslösung des Sichtbaren vom Gegenständlichen. Der Gegenstand als solcher ist vollkommen ausgeschaltet, und konnte bisher der im Gegenständlichen, im praktisch Wirklichen Befangene der Kunst scheinbar Interesse entgegenbringen ohne wirklich künstlerisches Empfinden, da noch immer der Stoff, das Wirkliche im Bilde sein Wesen *scheinen* konnte, so ist das vor den modernen Franzosen nicht mehr möglich. Sie geben nur das Sehenswesentliche und unterdrücken den Gegenstand überall, wo er das Sehen stört. Die Kunst tritt zum ersten Male absolut, unbedingt auf. Es gibt kein Verstecken, keine Kompromisse mehr. Daher der erbitterte, barbarische Kampf um diese Dinge.

Die Luftschleier.

Die Franzosen entdeckten den Luftschleier, der aus den Dingen ganz anders geartete Gebilde macht mit neuen Gesetzen und neuen Schönheiten. Sie malten nicht mehr Menschen, Brücken, Türme, sondern die seltsamen Erscheinungen, die Luft, Beleuchtung, Staub, Blendung aus ihnen machen. Der handelnde Mensch ist gezwungen, durch diesen Schleier hindurchzusehen, er muß erkennen. Diese Maler aber entdeckten, daß wenn man nur sah, ohne durch scharfe Einstellung, durch absichtliches Abstrahieren von der Erscheinung das Sichtbare zu zerstören, eine neue Wunderwelt sich auftat, und sie malten, was sie sahen. Daher auch die schulmeisterlich gerügte Skizzenhaftigkeit ihrer Bilder.

Wir haben in diesen Dingen vorläufig nur zu lernen und nichts zu kritisieren. Es ist albern, sogenannte patriotische Gesichtspunkte hier einzumengen. Wir haben von jeher vom Ausland gelernt, von der Antike die Grundlinien unserer Kultur, von Frankreich die Gotik, von Italien Barockkunst und Musik, von England Shakespeare und die industrielle Entwicklung überkommen. Lernen ist keine Schande, wohl aber kindisches Ablehnen neuer Kulturgüter. Und wenn heute gewisse Leute nicht müde werden, pathetisch zu schreiben: das deutsche Volk lehnt diese fremdländischen Mätzchen ab, so ist dem entgegenzuhalten, daß das deutsche Volk der dümmsten eines wäre, wenn es sich diesem neuen Reiche der Schönheit verschließen wollte. Gerade unser Land mit seinem Klima fordert solche Sehweise heraus. Wir würden uns eines ungeheueren Reichtumes begeben, wollten wir nicht von den Franzosen lernen, diese Luftschleier zu sehen; unser Sehen bleibt darum doch deutsch: unsere Städte, unsere Landschaft und unser Klima sind so ganz anders geartet, daß wir bei solchem Sehen auch ganz andere Dinge entdecken werden, als die Franzosen in ihrem Land entdeckt haben. Mir hat jedenfalls die Beschäftigung mit den französischen Bildern ganz neue Ausblicke eröffnet, und mir Berlin, die Stadt, in der ich lebe, zu einem täglich sich erneuenden Augenwunder gemacht. Ich will versuchen, davon einen Begriff zu geben, soweit Worte derartiges wiederzugeben vermögen, um so andere zu ähnlichem Schauen und Freuen zu verlocken.

Die landschaftliche Schönheit der Stadt.

Absichtlich lasse ich daher alles beiseite, das man ohnehin gelten läßt, die sogenannten Naturschönheiten, an denen es ja auch den gescholtenen Städten nicht ganz mangelt, die öffentlichen Parke, Berg und Fluß und See. Auch die alte Architektur, die hübschen alten Häuser, die erinnerungsreichen Kirchen und die reizvollen Plätze aus alter Zeit will ich nicht berühren, trotzdem auch sie viel zu wenig Beachtung finden. Die wenigsten wissen, daß selbst das arme Berlin eine Fülle alter Baukunst und Stadtkunst enthält, daß seine alten Häuser und Kirchen, könnte man sie zusammenrücken, eine gar nicht kleine, feine alte Stadt ergeben würden. Ich will nur von der modernen Stadt reden, die als Gestaltung mit verschwindenden Ausnahmen abscheulich ist. Die Häuser schreiend und doch tot, die

Straßen und Plätze notdürftig den praktischen Erfordernissen genügend, ohne Raumleben, ohne Mannigfaltigkeit, ohne Abwechslung eintönig sich hinziehend. Man kann stundenlang durch die neuen Teile Berlins gehen und hat doch das Gefühl, daß man gar nicht vom Fleck kommt. So gleichförmig scheint alles, trotz des lauten Bestrebens aufzufallen, vom Nachbar abzustechen. Und doch auch hier, in diesen greulichen Steinhaufen lebt Schönheit. Auch hier ist Natur, ist Landschaft. Das wechselnde Wetter, die Sonne, der Regen, der Nebel formen aus dem hoffnungslos Häßlichen seltsame Schönheit.

Die Schleier des Tages.

Der Nebel. Der Nebel tut es vielleicht am eindringlichsten, und seine Schönheit ist immer schon ein wenig beachtet worden. Er verändert eine Straße ganz und gar. Er überzieht die Häuser mit einem dünnen Schleier, grau, wenn Wolken über ihm die Sonne bedecken; warm, goldig und bunt, wenn über ihm ein freier Himmel sich breitet. Er verändert die Farben der Häuser, macht sie einheitlicher, milder; er verwischt die starken Schatten, ja hebt sie ganz auf, und diese Gebäude, die fast alle an einem sinnlos übertriebenen

Relief kranken, erscheinen feiner, zurückhaltender, flächiger. Selbst der Dom, dieses erschreckende Erzeugnis eines ziellos und steuerlos gewordenen Handwerks, scheint an dunstigen Herbsttagen, wenn gegen zehn Uhr morgens der Nebel sichtig und warm wird, ein wundervolles Gebilde; die unsinnigen Vertiefungen, die tausendfältigen Zerschneidungen und Teilungen verschwinden, von Nebel angefüllt, und die zerrissenen Formen werden voll und groß. Der Nebel verfeinert die schlechte Architektur, er füllt die Straßen, die sonst ins Endlose laufen, und schafft so aus dem Leeren einen schließenden Raum.

Was so der Nebel greifbar deutlich, auch dem unaufmerksamen Auge fühlbar bewirkt, das tut feiner, leiser, unauffälliger die Luft, die in unseren Gegenden beinahe stets dunstig, einen dünnen Schleier über alles breitet. Ihre Dichte wechselt, und so wechselt auch täglich dieser Schleier, manchmal fast unkenntlich und dann wieder von ganz starker Wirkung. Schön, wenn die ganze Straße aus tausend Abstufungen von Grau und Schwarz gebildet scheint, mit den bunten Höhepunkten einer Anschlagsäule oder eines gelben Herbstbaumes. Schön, wenn nach langer Trockenheit alles ganz hellgrau, beinahe Die Luft.

4

weiß erscheint. Wunderbar, wenn an hellen Sommertagen der leise Dunst, nur in den Schatten sichtbar, feine, bunte Schleier breitet. Natürlich ist nicht alles schön, wie nirgends in der Natur. Man muß suchen. Und das ist schwieriger, weil nicht wie in der freien Landschaft Tausende vorher gesucht und das Schöne gemalt oder beschrieben haben. Oft sind es nur winzige Teile, die schön sind, etwa die spiegelnden Trambahnschienen im grauen Asphalt oder die Vertiefung einer Loggia, deren rote Wand, halb von der Sonne beschienen, halb im Schatten liegend, im Kontrast mit dem Grau der Hauswand, ein entzückendes Farbenspiel gibt. Oft aber sind es auch große Bilder, die erfreuen: eine glückliche Beleuchtung, eine schöne Verteilung des Schattens, der weit über die Straße fallend aus der regelmäßigen Langeweile eine große bewegte Form macht.

Der Regen. Ganz anders wirkt der Regen, er verwischt die Farben nicht, sondern macht sie schwerer, dunkler, satter. Der hellgraue Asphalt wird sattbraun, die Umrisse werden härter, die Luft wird sichtiger, die Tiefe scheint tiefer, alles bekommt Bestimmtheit, Schwere; aber darüber legt sich das Wunder des Glanzes und der Spiegelungen, die alles in ein glitzerndes Netz einhüllen, und aus der vernünftig nützlichen Straße ein schimmerndes Märchen, einen funkelnden Traum machen.

Noch wilder, noch phantastischer ist die Dämmerung; sie verdichtet den Dunst des Tages, legt immer dunkler werdende Wolken in die Tiefen der Häuser, die Straßen scheinen sich unten rechts und links anzufüllen, alle Formen werden ruhiger und schwerer, alle Farben matter und milder, alles dunkelt allmählich, nur einige Punkte leuchten, die tagsüber grellen Farben eines Wagens oder die schreienden Plakate einer Anschlagsäule klingen nun hell und fein in dem sinkenden Grau. Aber der Himmel übertönt mit seinem Leuchten alles, er blendet die Augen und breitet über die ganze Straße einen Mantel von flimmerndem, ungewissem, zuckendem Licht, das überall ist und doch nirgends herkommt. Und dann leuchtet mit einemmal das Abendrot auf, warm glühend wird alles, das vorher grau und sterbend schien. Die ganze Luft ist erfüllt von warmen, bunten Farben, alle Töne werden lebhaft, die Spitzen der Häuser und Kirchen erglühen in grellem Gelbrot, und in den dämmernden Straßen breitet sich das strahlende Blau des Abends. Überallhin dringt es, es ist stärker als alles künstliche Licht, die engsten Straßen erfüllt es, ja, vielleicht

Die Dämmerung.

4*

ist es dort am stärksten. Es ist ein unvergleichliches Erlebnis, um diese Zeit in einem der Stadtcafés zu sitzen, die im ersten Stock sich befinden, auf die immer dunkler werdenden Menschenmassen herabzublicken, über sich das kleine Stückchen Himmel plötzlich aufflammen zu fühlen und dann zu sehen, wie die blaue Flut die ganzen Straßen ausfüllt, durch die großen Fenster in die verrauchten Räume dringt und auf Momente alles verdrängt, die Zeitung, die Karten, die Gespräche und all die Kümmerlichkeiten eines banalen Erlebens.

Die Schleier des Tages.

Nebel, Dunst, Sonne, Regen und Dämmerung, das sind die Mächte, die im unendlichen Wechsel die großen Steinnester mit immer neuem Farbenglanz umkleiden, ihre Formen verschmelzen, sie geschlossener, ja monumental machen; die aus den ärmlichsten Höfen, aus den trostlosesten Gegenden eine Welt farbiger Wunder aufbauen. Sie formen aus den scheinbar unveränderlichen Steinhaufen ein lebendiges, ewig neu sich gestaltendes Wesen. Nie könnte ein einzelner den ganzen Reichtum erschöpfen; er hat genug zu tun, nur das zu erleben, was seine Umgebung, sein Hof, sein Haus, die täglich begangenen Straßen ihm darbieten.

Die Giebelwand.

Vor meinem Arbeitszimmer steht eine hohe Giebelwand: ich kann von meinem Schreibtisch nichts sehen außer ihr, und den Himmel nur, wenn ich ganz nahe ans Fenster trete und den Kopf zurückbeuge. Die Wand ist unbeworfen, aus schlechten Ziegelsteinen, bald gelb, bald rötlich, mit grauen, unregelmäßigen Fugen. Aber diese Wand lebt, sie ist bei jedem Wetter ein anderes Geschöpf: grau, eintönig, schwer an trüben Tagen, lebhaft bewegt an hellen. Dann leuchten die roten Ziegel stärker als sonst, und alle Unebenheiten des Gemäuers treten deutlicher hervor und geben ihr ein schimmerndes Korn. Manchmal kommt die Sonne und bescheint ihren oberen Teil. Dann wird die Wand oben feurig und leuchtend, und der untere Teil bekommt einen weichen, feinen, bläulichen Ton. Vor die Wand recken sich — ich wohne im zweiten Stock — die Spitzen einiger Bäume aus dem sogenannten Garten mit dünnen, glänzenden Zweigen; im Sommer sind riesige Blätter daran — der Baum will leben, und die Spitzenblätter können am ersten Kräfte vom Himmel einsaugen — ihr schweres Grün steht satt und voll gegen die matten Töne der Wand; aber im Herbst, wenn die Blätter zu gilben anfangen, dann strahlen die von der Sonne beschienenen vor der beschatteten Wand, ein mildes Leuchten geht von ihnen aus, das den Schatten kühl und bläulich erscheinen läßt. Und wenn dann andere Blätter rötlich geworden sind, dann entsteht ein Bild von wunderbarer Zartheit: das leuchtende Rot der Blätter vor dem zarteren Rot des Steines. Schaut man aber am späten Nachmittag in den Garten, wenn ein leiser Nebel die Bäume einhüllt, dann glaubt man in einem Zauberland zu sein: fein im dunkelnden Raum vor der violett schillernden Wand schweben die bunten leuchtenden Blätter, und um sie wogt verschleiernd und freigebend die blauende Dämmerung. Dann kommt der Winter, die Blätter fallen, und eines Tages erhebt sich vor der rötlich und bläulich schimmernden Wand gespenstig, unbegreiflich, wie ein goldener Quirl, die allein von der Sonne getroffene Spitze des höchsten Baumes.

Die Straße.

Und wie diese Wand mir das Leben des Jahres spiegelt, so tut es die Straße vor meinem Haus. Ich gehe jeden Morgen hinunter auf einige Augenblicke, ihre Veränderungen zu sehen. Ihre Länge wechselt beständig, je nach der Sichtigkeit der Luft, immer beinahe sind ihre Enden durch Dunst geschlossen, und je nach der Sonne und dem Schatten scheinen die Häuser höher oder niedriger, schieben sie sich näher oder ferner. Das Grau des Fußsteiges und des Dammes, die grünen Wolken der beiden

Baumreihen und die schwarzen Säulen der Stämme, jeden Tag erscheinen sie anders, nicht immer schön, aber oft so entzückend, daß ich mich nicht losreißen kann. Und so ist es überall.

Die romanische Kirche.

In der Nähe steht eine romanische Kirche. Schaudervoll, höchst schaudervoll als Architektur, konfus im Aufbau, sinnlos in den Verhältnissen, töricht im Detail, mühsam zusammengetragen aus tausend alten Kostbarkeiten. Der Anblick ist, architektonisch genommen, das Schrecklichste, was ich mir denken kann. Es ist unmöglich, sich daran zu gewöhnen. Und trotzdem blicke ich jeden Tag nach ihren Türmen. Denn aus ihnen machen Luft und Dunst täglich ein neues Wunder. Die steinernen Dächer der Türme, dunkler vom Regen und Wetter geworden als die Wände und Giebel, beherrschen alle Straßenzüge ringsum, und täglich sehe ich sie mehrmals im wechselnden Lichte des Tages. Bald scheinen sie hellgrau im grauen Himmel in weiter Ferne zu liegen. Bald kommen sie dunkel und drohend nahe; nach Regen scheinen sie grün, ja von gewissen Seiten aus violett, und dann wieder stehen sie beinahe weiß leuchtend vor dem blauen Himmel. Sie sind anders von der Ferne, anders von der Nähe gesehen, anders im Licht, anders im Schatten, anders jede Stunde und jeden Tag, auch sie nur ein Stück des lebendigen Wesens, das uns geheimnisvoll wirksam immer umgibt, und das wir nur mit armseligen Worten, wie Wetter oder Klima zu nennen wissen.

Die eiserne Brücke.

Erlebt man so im täglich Gesehenen den Wandel, so prägt sich von den seltener berührten Straßen und Stadtgegenden einzelnes ein durch Lieblichkeit oder durch Größe. Zu dem Gewaltigsten, das ich kenne, gehört eine eiserne Brücke der Stettiner Bahn. Langhin dehnt sich hinter dem Bahnhofe die den Damm begleitende Straße, rechts eine Reihe fünfstöckiger Häuser ohne Balkons, flach, reizlos, formlos. Aber in der Ferne erhebt sich ein dunkles Ungeheuer. Denn dort wendet sich die Bahn ein wenig nach rechts und überschreitet die Straße auf 70 Meter langer Brücke. Die Straße senkt sich dort unter sie, so daß es aussieht, als ob die Brücke beinahe den Boden berühre, die schweren, riesigen Tragwände verschieben sich gegeneinander und bilden eine dunkle, springende Masse, die hart am letzten Haus vorbeiführt und gegen es anzubrausen scheint. Wie ein Posaunenstoß scheint der schwarze, sich türmende, bewegte Berg; das Herz steht einem still, wenn man die ungeheure Wucht, die Leidenschaft, die

Größe dieser ungeschlachten Masse erblickt. Nur eines könnte ich ihr vergleichen. Es war im Kieler Hafen. Die Panzer lagen in großen Abständen weit hinaus. Und unter ihnen einer, der hatte alle Signalflaggen zum Trocknen ausgehängt; das war dasselbe leidenschaftliche, entsetzliche Brausen, vielleicht noch toller durch die wilden Farben, die in einem gellenden Rot ausklangen: das Ganze ein riesiger, blutroter Kamm vom Deck bis zur Mastspitze schwerfällig wehend, im ungeheuren Kontrast zu den Riesenformen der Schiffe in ihrem schweigenden Grau. — Ähnlich gewaltig, aber zerrissener die großen Bogen des Gleisdreiecks der Hochbahn, in dem seltsamen Gegensatz zu den dünnen, abstrusen Formen der Eisenkonstruktion. Das Geleisdreieck.

Dann ganz anders, glitzernd, fast spielerisch, und doch überwältigend, die Halle des Schlesischen Bahnhofes, die kolossale Dachfläche von 207 × 54 Metern, gehalten von unzähligen, fadendünnen Eisenstangen, so dünn, daß man kaum ihren Zusammenhang verfolgen kann, daß sie die Augen beinahe schmerzhaft schneidend berühren. Abscheulich als architektonische Wirkung, aber unvergleichlich, wenn ein feiner Nebel die weite Halle füllt und die eisernen Stäbe wie ein endloses, glitzerndes Spinnennetz erscheinen läßt. Der Schlesische Bahnhof.

Die Straße der Vogelkäfige.

In seltsamem Kontrast dazu der Anblick gewisser Straßen im Nordosten im Hochsommer. Die Häuser sehr hoch, höher als jetzt erlaubt, aber ohne Erker, abscheulich beklebt mit tausend mißverstandenen, leblos gearbeiteten Formen. Zwei hohe düstere Wände: die sinnlose Fülle der Gesimse und Profile breitet ein Netz von schwarzen Schatten, wo die Sonne die Flächen trifft, und macht das trübe Grau des Anstriches noch schwerer auf der Schattenseite. Aber alle diese Häuser haben in jedem Stock zwei Gitterbalkons wie kleine Vogelkäfige, und jeder Käfig ist ganz voll vom dunklen Grün und Rot der dort sorgsam gezogenen Blumen und Schlingpflanzen. So scheinen die Straßenwände ganz bedeckt mit dicken, sattfarbigen Nestern, die in der perspektivischen Verschiebung dicht aufeinander hocken und der trübseligen armen Straße einen seltsamen Reiz von verhaltener leidenschaftlicher Glut, von phantastischer Großartigkeit geben. So kann aus einem schematisierenden Paragraphen einer Baupolizeiordnung, aus rücksichtslosester Ausnutzung des Bodens, aus architektonischem Unverstand und aus der Sehnsucht des eingesperrten Städters nach Blumen und Wachstum ein Bild von seltener Schönheit entstehen. Natürlich ist das ein besonders glückliches Zusammentreffen.

Leichter bilden sich großartige Eindrücke, wo das Riesenmaß der Ingenieurbauten schon in der Rohform eine gewisse Monumentalität mit sich bringt, zumal in den großen Hallen der Fabriken, die freilich nur wenigen bekannt werden, und vor allem in den Hallen der Bahnhöfe. Wundervoll der Friedrichstraßen-Bahnhof, wenn man auf dem Außenperron über der Spree steht, wo man von der „Architektur" nichts sieht, sondern nur die Riesenfläche der Glasschürze[1] vor Augen hat, und den Kontrast zu dem kleinlichen Gewirr der Häuser ringsum. Besonders schön, wenn die Dämmerung die zerrissene konfuse Umgebung durch Schatten einheitlich verschmilzt und dann die vielen kleinen Scheiben das Abendrot zu spiegeln beginnen, die ganze Fläche buntes, schimmerndes Leben wird, weithin überspannend den niedrigen, dunklen, nächtigen Spalt, aus dem die breiten Körper der Lokomotiven drohend sich vorschieben. Und dann welche Steigerung, wenn man in die dunkelnde Halle hineingeht, die noch angefüllt ist mit unsicherem Tageslicht: die riesige, langsam sich

Bahnhof Friedrichstraße.

[1] Ein sehr hübsch gebildeter Ausdruck der Ingenieure, um die frei quer über die Geleise hängende Abschlußwand einer Bahnhofshalle zu bezeichnen.

biegende Form unbestimmt in dem trüben Dunst, ein Meer von grauen, leise farbigen Tönen, von der Helle des aufsteigenden Dampfes bis zu dem schweren Dunkel der Dachhaut und dem vollen Schwarz der von Osten einfahrenden, brüllenden Lokomotiven; über ihnen aber scheint leuchtend in der trüben Fläche der Glasschürze wie ein ragender, roter, schimmernder Berg, irgendein Hausgiebel, den die Abendsonne zu grellem Feuer entflammt.

Die Schleier der Nacht.

Gibt so der Tag tausend bunte Schleier, so tut es die Nacht in der Stadt erst recht. Sternenhimmel und Mondschein kommen allerdings kaum jemals rein zur Geltung, aber das künstliche Licht bringt dafür unendliche Farbenspiele. Schon in die Dämmerung mischen sie sich ein. Es sieht reizend aus, wenn in der bläulich schimmernden Straße unter dem verglimmenden rosigen Himmel in dem feinen Helldunkel, das alle Farben nur gedämpft erklingen läßt, die langen Reihen der grünlichen Gasglühlichter auftauchen: zuerst kaum sichtbar noch, dann wie farbige Punkte und dann erst in dem sinkenden Dunkel Licht mit eigenem Leben. Langsam füllt die

Nacht die Straßen wie ein Gefäß an den Straßenwänden höher hinauf, am dichtesten am Fuße der Häuser. Die Blendung von dem tiefblauen Himmel trägt dazu bei, die Schattenschleier zu vermehren, und in diesem Meer von Dunst- und Schattenschichten beginnen die bunten Lichter ihr ewiges Spiel. Ihre Farben und ihre Lichtstärken sind sehr verschieden. Das Grün und Gelbweiß des Gasglühlichtes, das milde Blau der gewöhnlichen Bogenlampen, die roten und orange Farben des Bremerlichtes und der neuen Spielarten der Bogenlampe, das Rot und Weiß der Glühlampen und der neuen Metallfadenlampen. Dazu das Dunkelrot und Grün der Signallampen. Jede Straße bietet neue Verteilung und Kontraste.

Die Hardenbergstraße.

Wundervoll ruhig und groß, eine breite Straße, wie die Hardenbergstraße, nur mit zwei Reihen bläulicher Bogenlampen, die ganze leichtgebrochene Straße im klaren, vollen Licht, ohne Unterbrechung durch das Geschrei der Geschäftsbeleuchtung. Die Häuser scheinen rechts und links im Dämmer zurückzuweichen, und die Bäume der Vorgärten bekommen ein seltsames Aussehen, wie sie es nie am Tage haben, sie gleichen beinahe Bergen von Moos, in dem auch hellgrüne Spitzen von dunkelschwarzem

Grunde sich herausheben. Gespenstig lagern sich die dunkelgrünen Wolken in den Tiefen der Gärten, aber wo die Bäume zur Straße kommen und dichte Zweige über die Fußsteige hinausstrecken, da leuchten die zackigen Formen der Blätter hell auf, und im durchfallenden Lichte scheinen sie dem Daruntergehenden wie von Lichtkanten umflossen, das Ganze ein leuchtender Spitzenschleier, entzückend schön in seiner zierlichen Schärfe, in seiner reichen Dichte und Bewegtheit. Und am Boden heben sich vom kühlschimmernden Stein die phantastischen Netze der Blattschatten in feinen, warmen Tönen ab. — An Regentagen aber verändert sich das Bild völlig: die Straße wird dunkel, die hellgraue Glätte des Asphalts wird bräunlich wie Milchkaffee, die Wellen seiner Oberfläche spiegeln glitzernd das Licht der Laternen. Die Luft füllt sich mit feinem frischen Nebel, und der ganze Himmel scheint bedeckt mit einem wundervollen Schleier von bläulichem Violett.

Die Geschäftsstraße.

Anders ist das Licht in den engeren Straßen, wo die nähergerückten Häuserreihen das Dunkel fühlbar machen, wo etwa Baumreihen die oberen Stockwerke in schimmernde Schatten hüllen, die dem geblendeten Auge von zartem Licht überspielt erscheinen. Blank und hell liegt der trockene Asphalt ohne Spiegelung da, nur die Trambahnschienen glitzern, aber unter den Bäumen, wo die in der Straßenmitte hängenden Lampen nicht hinreichen, aus den unteren Geschossen der Häuser, aus den langen Ladenreihen bricht buntes Licht in dichtem Gewühl hervor, so daß die Menschen wie schwarze Schatten wirken. Die Häuser scheinen in der Luft zu schweben, und unter ihnen, wie aus aufgesperrten Mäulern, quillt die gleißende Lichtflut hervor.

Eine stille Seitenstraße macht dagegen einen dunkeln Eindruck. Schien dort an den Häusern entlang ein Gang von Licht sich hinzuziehen, so ist hier die Straße ganz mit Dunkel erfüllt, und die seltenen Gaslaternen brennen wie in kleinen Käfigen, die sie sich gleichsam in die Luft höhlen. Sie haben einen unsicheren Lichtkranz um sich, aber der reicht kaum einige Meter weit; darüber hinaus wirken sie nur als Lichtpunkte, während die starken Lichtquellen riesige Gewölbe in die Luft höhlen, die ganz und gar von Licht erfüllt sind. Und wenn wir in diese Lichtgewölbe eintreten, dann sind wir rings von Licht umspielt, wir sind wie in einem Raum, den eine durchsichtige, aber doch deutlich empfundene Wand abschließt. Besonders reizvoll wird es, wenn man aus einem solchen Lichtraum die fernen Lichter Eine Seitenstraße.

eines anderen wie durch einen Schleier sieht. Sehr stark habe ich das einmal in Dresden in der Schloßstraße empfunden. Dort füllen viele rotbrennende Bogenlampen die enge Straße ganz aus, sie bohren sich ein Gewölbe, das bis zum dritten Stocke reicht und vorwärts bis zum Altmarkt. Der aber schimmert in bläulichen Lichtern, und diese sieht man nur schwach wie eine leise Musik durch die rötlichen Wände, die einen umgeben. Natürlich hängt das von der Atmosphäre ab. In stickigen, staubigen Nächten sind die Höhlungen kleiner, nach Regen und Wind wachsen sie oft überraschend ins Riesenhafte, ja scheinen beinahe zu verschwinden. Sehr hübsch ist es auch, wenn schwache Lichter dadurch an Bedeutung gewinnen, daß sie auf hohe Wandflächen ihre Lichtkegel werfen und dadurch große farbige Felder entstehen. So ist es bei der oben erwähnten romanischen Kirche, deren angrenzende Straßen alle Bogenlicht haben, nur der Platz um sie herum hat Gasglühlicht. Und nun schimmert der helle Kalkstein in einem leisen, trüben Grün, und die ganze Kirche scheint von einem dunklen Mantel umgeben und von den geschäftigen Straßen getrennt, während die Türme unsichtbar in der tief herabhängenden Nacht verschwinden.

Die Schloßstraße in Dresden.

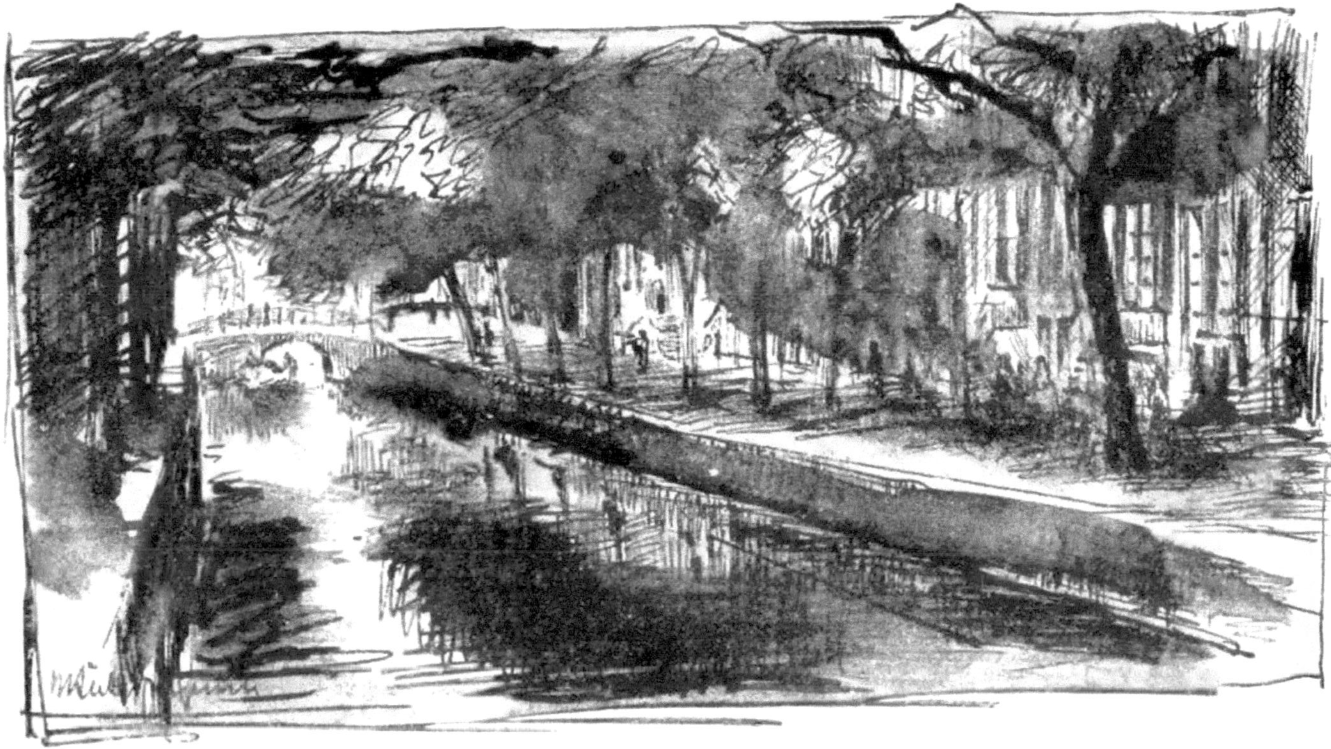

Max Liebermann

Kanal in Leyden

Wieder andere Wirkungen entstehen an dem nur schwach beleuchteten Kanal, der von zwei Uferstraßen gesäumt ist, jede mit drei hohen Baumreihen bepflanzt. Die dichten Kronen hindern die Entfaltung des Lichtes vollständig. Die stillen Häuser erheben sich dunkel hinter den schattenden Wolken der Baumkronen. Die Gaslaternen wirken wie Lichtpunkte, zu denen sich die wandernden der Droschken und Automobile gesellen: ein feines, blinkendes Netz von Sternen über die dunklen Massen gebreitet. Das träge fließende, glatte Wasser ist ganz schwarz, und dem Fußgänger schimmert von unten das schweigende gespenstige Spiegelbild des nächtlichen leisen Lebens oben entgegen. Und herrlich ist es, wenn dann dem Weiterschreitenden eine Biegung plötzlich die Trompetenfanfare der strahlend hell beleuchteten Potsdamer Brücke mit ihrem ungeheuren Leben enthüllt. Am Kanal.

Die Straße als lebendiges Wesen.

Machen die Schleier der Luft, der Dämmerung und des künstlichen Lichtes aus den töricht öden Straßen schon seltsam phantastische Gebilde, Formen, an die der Bauende gar nicht dachte; werden aus den nüchternen kubischen Gradlinigkeiten durch

5

Schatten und Schimmer reich bewegte, geschmeidige, großzügige Formen, so kommt durch Menschen und Fuhrwerk ein Element hinein, das aus den schweigenden Formen ein lebendiges Wesen macht, das erwacht, das sich betätigt, das müde wird, das anders ist am Alltag, anders an den Festtagen.

Die Menschen als Natur.

Im allgemeinen betrachtet man den Menschen gar nicht als Natur, eher im Gegenteil. Der moderne Moralprediger — er gehört meistens nicht einer Kirche an — ist nur zu gern bereit, den Menschen als böse von Jugend auf, als den Quell alles Unnatürlichen und aller Abscheulichkeit anzusehen. Daher geht der Philister, dem das Wissen mangelt, fremdes Leid, fremde Verfehlung zu begreifen, und dem das innere Glück abgeht, das stark genug zum Erbarmen macht — dem Pöbel ängstlich aus dem Weg und ruft von weitem nur, aus sicherer Ofenecke, seinen Fluch. Und doch kann man gerade in der großen Stadt die Menschen von einer Seite kennen lernen, die unendlich anziehend ist und die in kleineren Gemeinwesen notwendig verborgen bleibt. In diesem kennt jeder den anderen, der andere ist ihm ein begehrender, fordernder Mensch. Man muß reden, wenn man ihn trifft, muß grüßen, muß irgendeine Beziehung herstellen. In der großen

Stadt geht man täglich an Hunderten, an Tausenden vorbei, fremd schweigend, wie an den Bäumen eines Waldes. Die Menschen sind nur Erscheinungen, sind Organisationen für sich, deren innerer Zusammenhang uns nicht berührt, deren Gestalt uns aber zugänglich ist wie die Formen der Berge und Bäume. Der Mensch als ein Stück Natur. Und dies Stück Natur so reizvoll, so anziehend, als irgendeins. Welche Fülle von Typen, von Abstufungen im Alter, in der Entwicklung, in der Durchbildung des Körpers und der Seele. Äußeres und Inneres sind ja nur dem Toren, dem Unwissenden getrennt, dem Sehenden gibt Gang und Haltung, Auge und Mund das ganze innere Leben, aber nicht in ermüdender Länge, in Form der endlosen äußeren Geschehnisse, die den Neugierigen so lebhaft reizen, sondern das ganze Leben vereinigt, seine eigentümliche Geschwindigkeit, seine Wärme, seine Spannung, seine Verzweigtheit, seine Verfeinerung, seine Schwungkraft und seine Stärke in eins vereinigt, unmittelbar dem Gefühl zugänglich. Es gibt kaum etwas Hübscheres, als schweigend in der Trambahn zu sitzen und die fremden Menschen nicht belauschend zu belauern, sondern betrachtend fühlend zu erleben, zu genießen. Wieviel Schönheit ist da zu finden, oft ganz leise,

5*

unmerklich, dem Unaufmerksamen verborgen in Alter, in Krankheit, in Trauer, in schweren Schmerzen, oft prachtvoll laut den Blindesten besiegend. Wunderliche Leute meinen, daß aller Schönheitssinn aus der Sinnlichkeit stamme. Aber das heißt die Sache auf den Kopf stellen. Die Sinnlichkeit weckt das Auge, aber je feiner der Mensch sieht, um so mehr entzücken ihn Formen, die seine Sinnlichkeit nie erregen würden. Und daher kommt es, was manche Ärzte nicht begreifen wollen, daß Künstler auch kranke Menschen um ihrer Schönheit willen darstellen können. Wie fein sind oft die kranken Farben der Großstadtkinder, wie bekommen ihre Züge manchmal gerade durch Not und Entbehrung wundervolle, strenge Schönheit. Und selbst Verworfenheit, Frechheit kann Schönheit, Kraft, ja Größe haben. Der naive Mensch sieht Schönheit nur dort, wo er begehrt. Der sehende auch dort, wo sein Begehren ihm nichts sagt. Darum vermag er noch auszuhalten, ungeheucheltes Interesse zu haben, zu genießen und zu geben, wo der „Gesunde", der „Unverdorbene" vor Entsetzen davonläuft und mit lautem Zetergeschrei seiner Entrüstung Luft macht. Die Welt wäre in der Tat unerträglich ohne die Schönheit der Schwäche, des Alters und der Krankheit, und wer sie zu finden weiß, wird ohne Bangen in die ärmsten Gegenden gehen können.

Lustiger freilich ist es und leichter, in den reichen Vierteln durch die Straßen zu schlendern und dem bunten Gewimmel der Frauen zuzusehen. Die viel gescholtene Frauenmode ist ja beinahe die einzige Gestaltung, die heute lebendig und beweglich ist. Die Pedanten, die Mode für Torheit, eben ihres Vorübergehens wegen für sinnlos halten, versündigen sich am Leben. Denn Mode ist ja nur ein Symbol für das Leben selbst, das immer vergehend, wechselnd, verschwenderisch seine Gaben ausschüttet, ohne ängstlich zu berechnen, ob der Aufwand in einem räsonablen Verhältnis zum Erreichten steht. Die Natur verstreut überall tausend Samenkörner, mag auch nur eins davon aufgehen, und eben diese Verschwendung an Gedanken, dies ewige Beginnen, der bunte Reichtum ist es, der die Mode so vergnüglich macht. Mit Recht schelten die Ärzte das Schnüren des Körpers, und jeder, der nackte Schönheit kennt, wird ihnen beistimmen. Viel helfen wird es freilich nicht, ehe nicht Luftbäder und gemeinsames Baden die Schönheit des Nackten enthüllen und wieder ersehnen lassen. Bis dahin aber werden die Reformer ganz andere Aufwendungen an Geschmack und Empfindung

Die Frauenkleider.

machen müssen, um ernstlich der üblichen Mode entgegentreten zu können. Die ist ihnen an Farbensinn, an Eleganz, an Reiz und Selbstverständlichkeit noch immer weit überlegen. Das einzige, was wir an Augenkultur in den letzten Jahren aufgenommen haben — Farbensinn — das macht sich auch hier erfreulich geltend. Und statt griesgrämig Entgleisungen zu tadeln, sollte man anerkennen, wieviel reizvoller die Stoffe geworden, wieviel feiner ihre Tönungen, wieviel weiter heute die Fähigkeit entwickelt ist, Farben zusammenzustellen, einander unterzuordnen und auf einige Punkte zuzuspitzen. Mögen die Spitzen und Stickereien, überhaupt das Detail, viel zu wünschen übriglassen, das Ganze ist oft reizend genug, gelungener jedenfalls als die meisten der als Großtaten gepriesenen modernen Zimmer, die auch nur farbig etwas bedeuten, und bei denen die formale Armut, ja Roheit naturgemäß sichtbarer und peinlicher ist als an einer Toilette, der die Bewegungen der Trägerin einen Reiz verleihen, der ohnehin das Detail verwischt und vergessen läßt.

Mensch und Straße.

Aber ließe man diese Schönheit auch nicht gelten, so bliebe immer noch die Schönheit, die das Verweilen der Menschen auf der Straße erzeugt, ganz abgesehen von dem Einzelnen. Schon ein Mensch, ein bewegter Punkt genügt, um die ordentliche symmetrische Straße in ihrem Eindruck zu verschieben; sie bekommt gewissermaßen eine menschliche Achse, eine asymmetrische, der freie Raum wird durch den bewegten Körper geteilt, Entfernung und Größe bekommen einen neuen Sinn. Indem auf der flach hinlaufenden Ebene der Straße ein Mensch sich erhebt, bekommt diese Stelle im perspektivischen Bild eine besondere Betonung, sie wird gewissermaßen klarer in ihrer Raumlage; und da der Mensch eine bestimmte Durchschnittsgröße hat, die jedem gegenwärtig ist, so wird der Raum dadurch unmittelbar empfunden. Das flache Augenbild, das nur leise Verschiebungen der Tiefe nach in sich schließt[1], weitet sich nach hinten. Der Mensch schafft durch seine Gestalt das, was der Architekt und der Maler den Raum nennt, der ganz etwas anderes ist, als der mathematische oder gar der erkenntnistheoretische Raum ist. Der malerisch architektonische Raum ist Musik, ist Rhythmus, weil er unserem Sichausdehnen

[1] Die Tiefendimension wird nur annähernd, unbestimmt und schwankend gesehen, im Gegensatz zu den beiden anderen Dimensionen.

in bestimmtem Verhältnis entgegentritt, weil er im Wechsel uns freigibt, uns einschließt. Die Straße als architektonischer Raum ist heute noch ein elendes Produkt. Luft und Licht verbessern ihn, aber die gehenden Menschen teilen ihn neu, beleben ihn, weiten ihn, erfüllen die tote Straße mit der Musik rhythmisch wechselnden Raumlebens. Aber noch mehr: da die Menschen ungleich die gleichartige Straße begehen, anders und andere am Morgen, die ins Geschäft eilen, anders die Frauen, die einkaufen, anders am Vormittag, anders am Abend, so scheiden die Straßen sich in stille, in laute, in hastig begangene, in schlendernd schauend beschrittene. Die Straßen bekommen ihr Stundenleben, sie bekommen gute Seiten und schlechte; es gibt Sonntagsstraßen und Straßen des Alltages, alle deutlich geschieden durch Dichte, Hast und Art des Getümmels, das heute grau und eilig und anderen Tages bunt und behaglich erscheint.

Fuhrwerk und Pferde.

Und das Gewoge der Fuhrwerke und Pferde. Auch hier im einzelnen wunderschöne Formen, ein Traber, ein englisches Reitpferd oder die schweren Lastpferde mit den dicken Strümpfen. Die Gefährte freilich erreichen nur selten jene scharfe geschmeidige Schönheit, die wir an modernen Segelbooten bewundern, die tadellose Linien, tadelloses Material und tadellose Fügung voraussetzt. Die Droschken von biederer Langeweile, die Automobile noch unsicher in der Form, die Geschäftsfuhrwerke oft wunderlich bunt und bizarr. Man darf sie nicht im einzelnen betrachten, nicht als sachliche Form, aber sie werden anziehend und hübsch im Bilde, wo Verkürzung und Verschiebung seltsame neue Gebilde entstehen läßt, wo die grellen Lackanstriche weicher werden in den Schleiern, die alles überziehen. Besonders in der Dämmerung macht sich dies Zusammenschieben und Ballen der Formen bemerkbar, die Schattenwolken des Abends füllen die Formen aus. Pferd und Droschke wird eins, sie scheinen dem lebendigen Auge eine graue Masse mit dunklen Schatten und blitzenden Glanzlichtern hie und da. Die Perspektive scheint ganz zu verschwinden, es gibt kein Vorn und Hinten mehr, das Ganze gleicht einem wandelnden nächtigen Berge, über dem gespenstig die roten, trüben Lichter der Laternen aufleuchten. Und so werden aus all den Gefährten wundersame lebendige Wesen: die riesigen gelben Kasten der Postkutschen, die wankenden, donnernden Gebäude der Automobilomnibusse und die gläsernen Schiffe der Trambahnen, die mit ihrem glänzend grünen Leib daherzugleiten scheinen, überraschend in den Kurven sich drehend, und beim Biegen in den großen Scheiben blitzende Lichter aufwerfend.

Sie alle schaffen mit am Raum der Straße und tragen zu ihrem Stundenleben bei. Sie dehnen die Straßen hinauf und hinunter, füllen den Platz zwischen den Fußsteigen, bedrängen, bedrohen im dichten Schwarme der großen Verkehrsadern, verlieren sich, versinken in den stilleren Straßen. Aber wohin sie kommen, bringen sie Bewegung, Lebendigkeit. Auch wo sie wartend stehen bleiben, geben sie der Straße ein neues ungewohntes Ansehen, das das Raumempfinden immer wieder leise verändert. Wunderhübsche Bilder entstehen dann oft. Ich erinnere mich besonders lebhaft eines solchen Anblickes.

Unter der eisernen Brücke.

Es war im heißen Sommer irgendwo im Norden an der Ringbahn, wo die Eisenbahnschienen auf den Brücken nicht mit Rücksicht auf die Ohren der Umwohner sorgfältig auf dämpfende Sandschüttung gebettet sind, sondern hart und klappernd auf der Konstruktion liegen. Unter einer solchen Brücke stand ein Wagen mit Holzbalken, zwei schwere Pferde davor, die müde die mächtigen Köpfe senkten. Sie standen ganz an einer Seite der Straße vor einer gelblichen Ziegelmauer und machten durch ihr Stehen die

Unterführungsöffnung größer und weiter. Auf der anderen Seite standen, den Raum noch greifbarer zu machen, zwei Kinder. Draußen brütete die Sonne in stickigem Dunst, und die Helle schien wie mit einem durchsichtigen Mantel den Raum vorwärts und rückwärts abzuschließen, den bläuliche Schatten erfüllten. Aber in die schattige Kühle rieselten durch die Lücken der Eisenkonstruktion, wie durch Baumzweige, tausend vereinzelte Sonnenstrahlen über die staubige Straße, über die Kinder, über das gelbe Holz und über die schweigenden, riesigen Pferde.

Das Leben des Raumes.

Es ist das Leben des Raumes, was hier, wie in allen ähnlichen Fällen, zu Form und Farbe eine so starke, bedeutsame Unterlage gibt, und es ist schwer, davon eine klare Vorstellung zu geben. Wer an Architektur denkt, versteht darunter zunächst immer die Bauglieder, die Fassaden, die Säulen, die Ornamente, und doch kommt das alles nur in zweiter Linie. Das Wirksamste ist nicht die Form, sondern ihre Umkehrung, der Raum, das Leere, das sich rhythmisch zwischen den Mauern ausbreitet, von ihnen begrenzt wird, aber dessen Lebendigkeit wichtiger ist als die Mauern. Wer den Raum empfinden kann, seine Richtungen und seine Maße, wem diese Bewegungen des Leeren Musik bedeuten, dem ist der

Zugang zu einer beinahe unbekannten Welt erschlossen, zur Welt des Architekten und zur Welt des Malers. Denn wie den Architekten das Spiel der Raumbewegung freut in den von ihm geschaffenen Wänden, so freut den Maler der verschlungene, mannigfacher geformte Raum, der in der Landschaft zwischen Berg und Wald, in der Stadt zwischen den Menschen und Wagen auf dem Grunde der Straßen sich bildet.

Vor dem Café. Zu dem Erstaunlichsten gehört in dieser Hinsicht das Leben auf einem Platze. Der unseligen romanischen Kirche gegenüber liegt ein Café mit einer Terrasse, auf der ich oft an Sommerabenden stundenlang gesessen habe und mich nicht müde sehen konnte an dem bunten Spiele der kommenden und gehenden Menschen. Der Platz ist töricht als Architektur, vielleicht noch schlimmer als Verkehrsanlage — wie wenn jemand die größtmöglichste Zahl gefährlicher Übergänge hätte schaffen wollen — aber als Feld mit darüber verteilten Menschen ist er ganz einzig. Die Menschenströme der benachbarten Straßen lösen sich hier nach allen Richtungen auf, und der ganze Platz scheint bedeckt von vereinzelten Menschen. Jeder löst sich vom anderen. Zwischen ihnen breitet sich der Raum. In perspektivischer Verschiebung scheinen die entfernteren Gestalten immer kleiner, und man empfindet deutlich die weite Dehnung des Platzes. Alle Menschen sind frei voneinander, bald nahen sie sich zu größerer Dichte, bald lassen sie Lücken, fortwährend ist die Teilung des Raumes eine andere. Die Schreitenden schieben sich durcheinander, verdecken einander, lösen sich wieder ab, schreiten frei und allein, jeder aufrecht einen Platzteil betonend, verdeutlichend, und so wird der Raum zwischen ihnen ein fühlbares, ungeheures, lebendiges Wesen, was noch viel merkwürdiger wird, wenn Sonne jedem Fußgänger einen begleitenden Schatten, oder Regen ein blitzendes, unsicheres Spiegelbild unter die Füße breitet. Und in diesem seltsamen Raumleben entfaltet sich das Gewimmel der bunt gestrichenen Wagen, der farbigen Toiletten, alles vereint, verhüllt, verschönt mit den Schleiern des Tages und der Dämmerung.

Diese Dinge sind so gut wie nie gemalt worden, auf Bildern verschmelzen die Menschenmassen fast immer zu unförmigen Klumpen, zwischen ihnen bleibt wohl nach vorn ein wenig freier Platz, aber zwischen ihnen ist kein lebendiger Raum. Dazu müßten die Lufttöne feiner und eindringlicher gesehen werden als es meist geschieht. Ich entsinne mich nur eines Bildes von Monet, das das Eigentümliche der Erscheinungen wiedergibt. An einem Flußufer liegt ein großer Kahn, zu dem parallel mehrere Laufbohlen vom Lande hinüberführen, und darüber schreiten lastentragende Arbeiter. Das Hintereinander, die perspektivische Verschiebung, das Kleinerwerden der Figuren und ihr loses Voneinanderstehen, alles kommt wundervoll zur Geltung. Ganz Ähnliches sah ich einmal auf einem Bau in einem großen Saale, der erst in rohen Mauern und mit eisernen Trägern überdeckt dastand, die Fenster gegen die Kälte mit Brettern verschlagen, so daß innen über dem Boden, der auch aus rhythmisch liegenden Eisenbalken bestand, ein Halbdunkel sich breitete. Da kam über einen von Bohlen gebildeten Weg langsam und schwer eine Arbeiterkolonne, jeder auf dem Rücken einen schweren braunen Sack voll Beton, und diese langsam schreitende Reihe gab dem öden, hohen Raum eine ganz unbegreifliche Feierlichkeit, die mich auf Momente alles um mich vergessen ließ, meine Arbeit und um dessentwillen ich gekommen war.

Arbeiter im Rohbau.

Ich bitte, hierbei nicht an Meunier zu denken. Es war nicht die Erhabenheit der Arbeit — oder wie die gespreizte Phrase heißen mag — die dies Bild so großartig machte. Meunier trug wie so viele Leute die

Größe in den Arbeiter hinein, er heroisierte ihn, machte ihn griechisch, weil er seine wirkliche Schönheit nicht sah. Diese Arbeiter gingen nicht mit gespannten Muskeln, mit denen der Schauspieler Anstrengung und Kraft posiert, sondern behutsam vorsichtig schleppend, wie erfahrene Leute, die wissen, daß bis Feierabend lange Zeit ist und auch der Stärkste sparen muß, wenn seine Kräfte reichen sollen. Und eben diese langsame, eigentümliche Bewegung, die wir vom Theater her nicht kennen, hatte Schönheit und Reiz, sie erfüllte den Raum mit Feierlichkeit, die um so ungeheurer wirkte, da sie eine nie gesehene, nie in dieser Art empfundene war. Ich verweile bei diesem Punkte so lange, weil ich jedes Mißverständnis ausschließen möchte, und weil ich niemals darüber etwas gelesen habe.

Diese Raum- und Bewegungswirkungen sind es, die vereint mit den Schleiern der Luft und des Lichtes aus der großen Stadt das unbegreiflich bunte Märchen machen, das man nie erschöpfen kann. Ich will aus der Fülle dessen, was mir die letzten Jahre boten, nur ein paar Bilder herausgreifen, die vielleicht einen Begriff von der Großartigkeit dieser Dinge zu geben vermögen.

Bei Westend dehnt sich ein Exerzierplatz; ein tiefer Einschnitt der Ringbahn begrenzt ihn nach Der Exerzierplatz.

Süden, nach Norden liegen Villen in Gärten geborgen, von Osten nahen sich Mietskasernen — die bauliche „Erschließung“ auch dieses Teiles beginnt — und im Westen zieht ebenfalls jenseits eines Bahneinschnittes der Grunewald mit einer niedrigen Waldkante. An heiteren Sonntagnachmittaaen ist das riesige Feld bedeckt von Menschen, breite Ströme von Fußwanderern ergießen sich von den Brücken, von den angrenzenden Straßen in dichten Scharen, aber das weite Feld verlockt sie gewissermaßen, die Massen lösen sich auf, verteilen sich, ein buntes Hin und Her entsteht. Mehrere Fußballspiele sind gleichzeitig in Gang. Die großen Spielfelder, durch Fähnchen bezeichnet, belebt von den bunten Flecken der Spielenden, scheinen winzig auf der ungeheuren Fläche. Die Unmenge der Zuschauenden reicht nicht aus feste Linien zu bilden. Alles ist lose, frei sich dehnend ins Unendliche. Ein siegendes Glücksgefühl breitet sich über alle Menschen. Der einzelne verschwindet mit seinem Leid und Leben, das Leben der Gesamtheit wird deutlich greifbar, bekommt sichtbare Gestaltung. Es ist etwas Wundervolles, durch die Menschen zu gehen, nicht zu denken, nur die Menge zu empfinden. Aber das ist noch nicht das Seltsamste. Das Merkwürdigste von allem, stark,

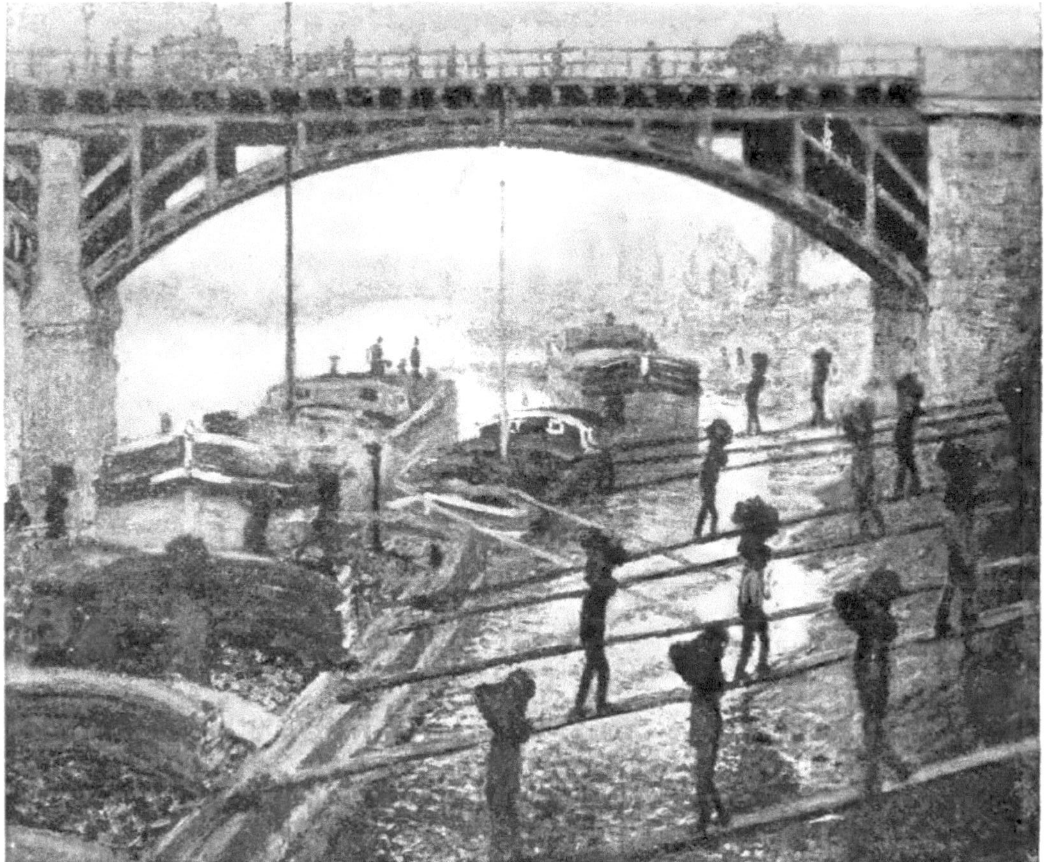

Claude Monet — Flußufer

geheimnisvoll, unabwendlich wie das Schicksal ist der Boden, der diese Menge trägt. Er ist hellgrün mit großen braunen Flecken, die weithin dehnend sich perspektivisch verschieben und kleiner werdend in der Ferne die weite Ausbreitung fühlbar machen. Und dieser Boden ist leise und groß gewellt und der durchbrochene Teppich von Menschen ist es mit ihm. Sie alle, die spielen, laufen und schlendern, die hierhin, die dorthin wollen: sie bilden, ohne es zu wissen und zu ahnen, eine wundervolle ungeheure Form, eine Form, dem Boden entlehnt und dennoch merkwürdiger, eindrucksvoller wie der nackte Boden; bunt, reich bewegt, tausendfach sich kreuzend, aber in der Bewegung einem geheimen Gesetze bedingungslos sich beugend, dem Gesetze des Bodens. Natürlich meine ich das ohne alle naheliegenden literarischen Symbole. Nicht das ihm Ähnliche macht dieses Bild so unvergleichlich stark, sondern es selbst, so wie unsere Augen es auffangen. Und es ist ein Beweis, daß unsere Augen Dinge direkt erleben können, die man gewöhnlich nur gedanklich, poetisch erfassen zu können meint. Prachtvoll ist es noch, wenn dann im dämmernden Abend in die wirre Masse Schichtung und leise Ordnung kommt, wenn alles nach Hause zu den in die Stadt führenden Brücken drängt.

Unter den Linden.

Die bunte Menge ist wie ein Wald, und für den, der stille ist, der sehen kann und sich hingeben, so erquickend und wundersam wie dieser. Ich bin manchmal in den heißesten Tagen, wenn die Wohlhabenden Berlin fliehen, wenn stickiger Dunst, die unbewegte heiße Luft den Aufenthalt im Zimmer schon kaum erträglich macht, Sonntags in die Stadt gegangen, unter die Linden, um den großen Heimzug der geputzten Menschen zu sehen. Dann ist das schöne Forum Friedrichs des Großen beinahe leer von Wagen, und die riesige helle Asphaltfläche liegt unbenützt sonntäglich da, beinahe wie die Steinplatten des Markusplatzes. Aber die Menschen betreten ihn selten, wie aus Alltagsscheu, und so breitet sich nur ein dünnes Menschennetz über die weite Fläche, und an den Seiten drängen sich die beiden bunten Ströme, sie füllen die leise am Fuße der Gebäude auftauchenden Abendschatten ganz aus, schwarze Hüte, helle Männeranzüge und der bunte Flitter der Frauen bilden ein dichtes, schimmerndes Band, das wie eine bunte Schlange aus dem Schutze der Häuser über die offenen hellen Nebenplätze gleitet. Das Ganze ist in wundervolles Licht getaucht; rötlicher Staub scheint alles einzuhüllen, der Himmel schimmert blaßblau hindurch, die langsam verblassenden Gebäude, nur noch hie und da von der Sonne getroffen, leuchten zart und eindringlich, ihre leise bewegten Gliederungen begrenzen und formen den weiten Raum. Weithin leuchten aus dunklem Grau einige Fenster des Schlosses in der Sonne auf, und darunter blitzt das grelle Gelb eines Postwagens.

Der Potsdamer Platz am Abend. Die beiden großen Lichtmasten mit den funkelnden, roten Bogenlampen höhlen in die schwere, dicke Luft eine riesenhafte Spitzbogenkuppel. Klein und niedrig münden die Nebenstraßen hinein, die sich dem Auge nicht weit entfernt zu schließen scheinen. Besonders niedrig ist die Potsdamer- und die Bellevuestraße mit ihren Bäumen, die ein flaches Gewölbe unter sich abgrenzen. Ihre vordersten Kronen schimmern in grellem Lichte wie grüne Felsen mit tausend Höhlungen, während die Riesenmassen der Linden am Leipziger Platz dunkle, schweigende, ferne Berge bilden. Der Kranz der Häuser zeigt feine rötliche und violette Töne. Auf dem Fußsteige wogen die Menschen, und auf dem hellen, trockenen Asphalt drängen sich in ewiger Wiederkehr die Trambahnen und Wagen. Ihre Verdecke glitzern im Licht, aber unten scheinen sie ganz in Dunkel gehüllt, das die

Der Potsdamer Platz.

6*

Blendung mit weißlichem Nebel überzieht. Manchmal wächst das Drängen so außerordentlich, daß kaum ein Fleck frei bleibt, und die über den Damm Kommenden wie aus dem Meer, wie aus Wellen von Rädern und Pferdebeinen aufzutauchen scheinen. Und dann bleibt ein Gefährt ganz überraschend dicht vor dem Zuschauenden stehen und wirkt wie durch Zauber groß, deutlich greifbar, das eben noch ein wirres, gespenstiges Etwas von grauen und schwarzen Tönen schien. Plötzlich verschwindet es wieder, ein Pferdekopf füllt riesig das Gesichtsfeld, seine Nüstern sind weit aufgerissen — das Tier atmet schwer mit arbeitenden Flanken — und das Profil des Kopfes erscheint dadurch edel wie bei einem antiken Bronzeroß. Dann löst sich mit einemmal das Gewirr, das Stückchen Asphalt vor mir scheint sich ins Unendliche zu dehnen, an die Stelle der dunklen wirren Wagenburg tritt leuchtende Helle, die gleich darauf wieder von dem schwarzen Getümmel verschlungen wird. In dem scharfen, ungewohnten Lichte nehmen die Gefährte ganz phantastische Formen an; eine kurzgebaute Automobildroschke sieht wie eine riesenhafte Hummel aus, die dünnen Speichen der Kutschenräder — noch dünner durch ihre Schwärze — unter den massigen Kasten der Wagen erinnern an

Spinnenbeine, die Laternen scheinen frei über den schwarzen Massen zu schweben. Und unter dem allem auf dem Boden breitet sich eine tolle Welt von Schatten, die in nie ermüdender Lebendigkeit spukhaft über die Fläche huschen.

Vor dem Brandenburger Tor.

Vor dem Brandenburger Tor an einem Herbstabend. Die Abendröte ist erloschen, und der Himmel ist ganz erfüllt von dieser rätselhaft eindringlichen Bläue nach der Dämmerung. Die kahl werdenden Bäume bilden leicht rötliche Massen. Zwei große Lichtmaste geben auch hier grellrotes Licht, das von den hohen Säulen des Tores widerstrahlt. Durch Öffnungen sieht man dunkel die Linden, kühl, bläulich beleuchtet, und über ihnen die heraufziehende Nacht. Nur einige Gesimsecken der kleinen Torgebäude, die über das Tor hinweg von dem roten Lichte getroffen werden, leuchten fremd und scharf aus dem bläulichen Bilde zwischen den Säulen hervor. Der weite Platz ist ganz von rötlichen Schleiern, die die Blendung schuf, umhüllt. Die Wagen, die die Einfahrt suchen, scheinen wie auf dem Meeresgrunde sich zu bewegen. Sie haben alle greifbare Wirklichkeit verloren. Sie scheinen aus Wolken, Schatten und Licht geformt. Und dazwischen endlose Scharen, die von allen Seiten aus dem Tiergarten zurückkehrend den Platz überschreiten. Wagengedränge und Menschen verschmelzen hier völlig. Der ganze Platz ist dicht gefüllt und scheint wie ein einheitliches Wesen. Nicht einmal die schwerfälligen Gebäude der Trambahnen können den Bann brechen, so gewaltig sind Licht und Luft, die alles umhüllen, alles verbinden, verschmelzen zu einem ruhelos bewegten Ungeheuer. Dabei scheint alles leise zu sein, trotz der tausend Schreie. Das Licht übertönt die Geräusche, man beachtet sie nicht. Was dem Ganzen aber etwas Ungeheures gibt, das sind die tags so abscheulichen Marmorbalustraden und Mauern. Sie bilden die Ufer dieses Lichtsees und an ihnen sitzen und stehen, im Lichtnebel kaum kenntlich, unzählige ruhende Menschen, eine schweigende, staunende, feierliche Versammlung. Das weite Rund bekommt dadurch etwas wahrhaft Majestätisches, eine Schönheit, groß und erhaben, dem Edelsten ebenbürtig, von einer Macht über die Seele wie nur das Stärkste, von dem uns die Vergangenheit Überlieferung gibt.

Das sind nur wenige Ausschnitte, nur skizzenhaft gegeben. Ein Dichter sollte diese Welt schildern, ein Dichter, der seine ganze Kraft und Kunst darauf wenden kann, das malendste, bildsamste, anschaulichste Wort für diese Wunder zu finden. Und Maler sollten es malen, sie, die am ersten, am direktesten Form und Farbe und Raum zu geben vermögen. Noch ist das alles nicht gemalt. Noch gehen unsere Maler — das heißt Maler in dem hier erörterten Sinn — ins Ausland, Motive zu finden. Und es ist ja verständlich, daß der Lernende dort zu begreifen sucht, wo die Lehrer gemalt haben. Es ist ja auch nur menschlich, wenn Landschaft und Menschen dort malerischer erscheinen, weil sie eben schon malerisch bezwungen sind. Ich kenne Holland nicht und habe das silberne Paris nie gesehen, kann also auch nicht vergleichen. Aber ich kenne französische Bilder genug und habe das Gefühl, daß bei uns andere und ebenbürtige Schönheiten der Entdeckung, der Bezwingung warten. Nur langes Studieren und Versuchen kann natürlich zum Ziele führen, nur Generationen von Malern werden einen Begriff von dem Umfange dieser Welt geben. Aber erst dann könnte es dahin kommen, daß die Schönheit der Stadt ein selbstverständliches Gut wird wie die Schönheit der Berge, der Ebene und der Seen, daß die Kinder im sicheren Besitze dieses Gutes aufwachsen, so wie wir aufgewachsen sind im sicheren Besitze landschaftlicher Schönheit. Und erst dann dürfen wir hoffen, daß auf diesem sicheren Fundament des sehenden Genießens die Kraft umfassenden Gestaltens erwachsen wird.